三通路针灸

张治统 著

陕西新华出版

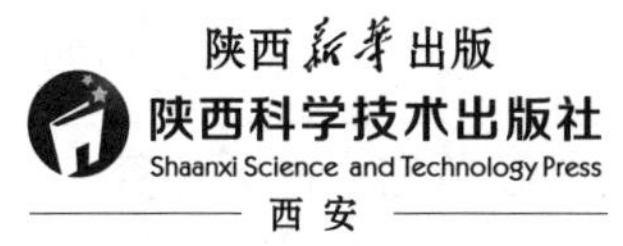

陕西科学技术出版社
Shaanxi Science and Technology Press
西安

图书在版编目（CIP）数据

三通路针灸 / 张治统著. -- 西安 : 陕西科学技术出版社, 2024. 8. -- ISBN 978-7-5369-8965-8

Ⅰ. R245

中国国家版本馆 CIP 数据核字第 2024EA7120 号

三通路针灸

SANTONGLU ZHENJIU

张治统　著

责任编辑　侯志艳
封面设计　树上微出版

出版者　陕西科学技术出版社
西安市曲江新区登高路 1388 号陕西新华出版传媒产业大厦 B 座
电话（029）81205187　传真（029）81205155　邮编 710061
http://www.snstp.com
发行者　陕西科学技术出版社
电话（029）81205180　81205178
印刷　武汉市籍缘印刷厂
规格　880mm×1230mm　32开本
印张　6.75
字数　109千字
版次　2024年8月第1版
2024年8月第1次印刷
书号　ISBN 978-7-5369-8965-8
定价　48.00元

《黄帝内经·灵枢》中载：“经脉者，所以能决死生，处百病，调虚实，不可不通也。”

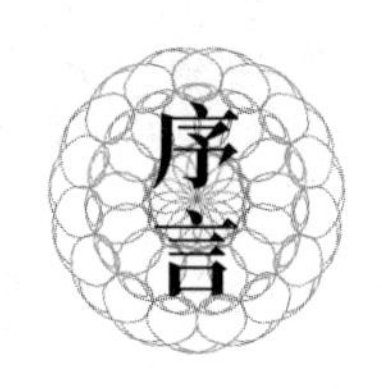

序言

人类在同疾病作斗争中，创立了“生理学”。

现代医学（常称为西医学），立足微观，辨病施治。尸体解剖，已分析到细胞、分子水平，从而明确了人体“脉管通路”和“神经通路”。

传统医学（常称为中医学），着眼宏观，辨证论治。活体观察，却涉及元素、电子水平，从而发现了人体“经络通路”。

中西医融合，自然形成了人体“三通路”——脉管通路、神经通路和经络通路，故我们谓之“人体三通路”。

恩格斯在《自然辩证法》中载：“地球上几乎没有一种变化发生而不同时显示出电的现象。”

基于人体三通路之认识，根据电“同性相斥、异性相引”的性质，借鉴众家有关人体内“电”的实验研究结果，编者首次提出“生物电在人体内传导的假说”。

2009年，《中国针灸》杂志增刊中有研究理论表明：

在具有生命的人体内，存在着“人体三通路与生物电传导”的现象。

其实，早在《黄帝内经》中，就蕴藏有“人体三通路与生物电传导”，或者说，“人体三通路与生物电传导”乃古典“经脉”的现代表达，是传承创新、中西医融合的新认识。由此，可助力完善现代生理学，从而确切解释经络感传现象、针刺的机能调整与镇痛作用原理、磁疗原理、气功保健原理、条件反射建立的原理、“睡眠做梦”原理等。由此，可推行“三通路针灸”，充分发挥针灸疗法的优势。

古典的中医针灸，是以概念模糊的“经脉”理论指导临证；三通路针灸，则是按人体解剖结构，分为“找脉管、求神经、循经络”之清楚的概念指导临证。临床先辨析病症的主要矛盾在哪一通路，然后决定或找脉管，或求神经，或循经络。中西医结合，传承创新的三通路针灸，易明确机制，指导临证；易与国际接轨，推向世界。

编者限于水平，文中谬误，请批评指正。谢谢！

编者　张治统

2023 年 7 月　夏

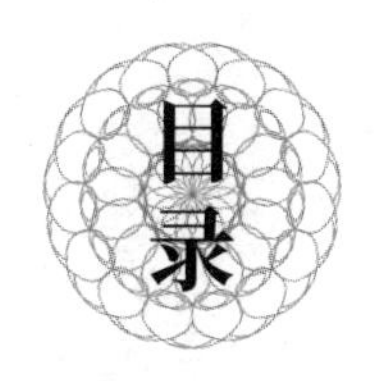
目
录

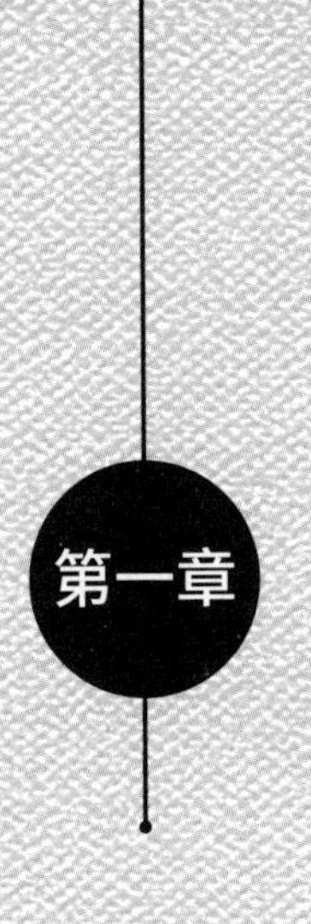

第一章

人体三通路与生物电传导由来

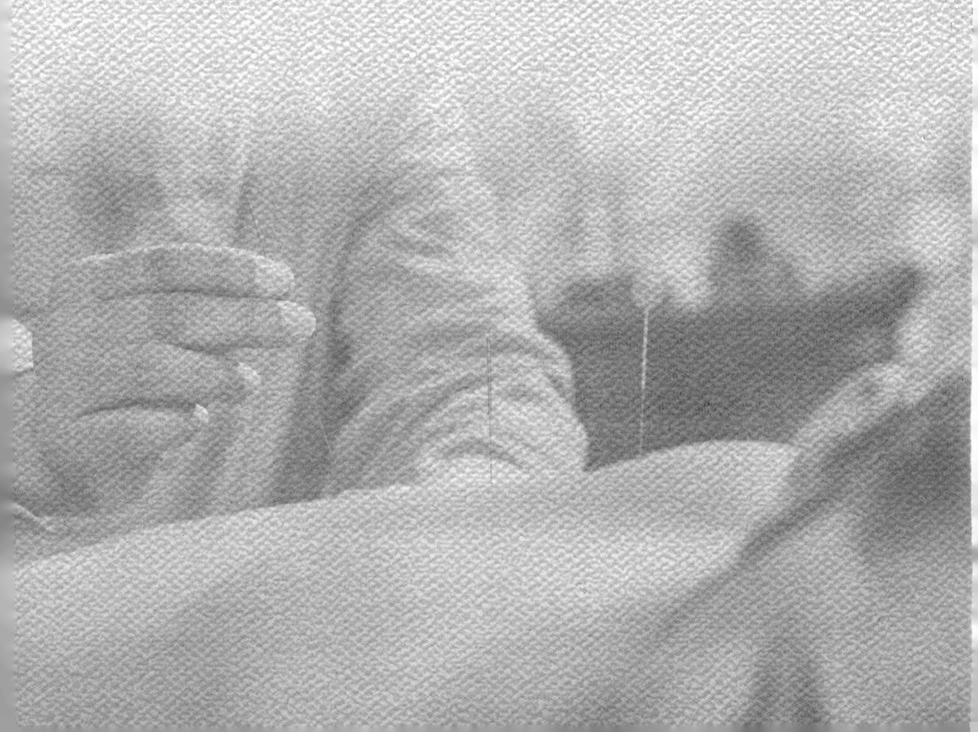

一、人体三通路

人体布三通，幽明本共居，

脉管济神经，经络调其中。

（一）脉管通路

脉管学通常来说，包括心血管系统和淋巴系统，它们是体内的一套封闭的连续管道系统，血液和淋巴液在管道内循环流动，不断地把消化器官吸收的营养物质、肺部吸进的氧和内分泌器官分泌的激素等输送到身体各器官、组织和细胞，进行新陈代谢；同时又将各器官、组织和细胞的代谢产物和二氧化碳、尿素等运送至肺、肾等组织器官，继而排出体外。从而保证人体生理活动正常运行。

（二）神经通路

神经系统对机体内生理功能活动的调节起主导作用，主要由位于颅腔与椎管中的脑和脊髓以及遍布全身各处的周围神经所组成，在人体各器官、系统中占有十分重要的地位。人体内不同类型的器官和系统，在神经系统的统一调节和控制下，互相影响、互相制约、互相协调，完成统一的生理机能，即神经系统使人体本身成为一个完整的对立统一体。在神经系统中，除了神经元之外，还有一大类不具有传导冲动机能的细胞，称为神经胶质，胶质细胞虽然也具有突起，但无树突、轴突之分，且胞体较小，胞浆中也没有尼氏体和神经原纤维，故不具有传导冲动的功能。但胶质细胞的突起紧密地包围着神经细胞的胞体和突起，也缠裹着神经组织中的血管。这样，神经胶质细胞的突起构成了很密的网状支架并形成神经纤维的髓鞘，对神经细胞和神经纤维起着支持、绝缘和营养作用。

（三）经络通路

越来越多的资料表明，人体内除存在有脉管通路和神经通路外，还存在有经络通路。经络通路占有机体“脉管外体液部位”“神经末梢部位”，为经络之经穴。

（四）经脉和经络

经络是人体内客观存在的结构，它是有物质基础的。根据《内经》中关于经络的形态、分布、生理功能以及病理现象等方面的记述，可以看出中医学中的经络是一个大的概念。实际上，它包括了现代医学中的脉管系统、神经系统和神经体液调节系统（内分泌系统）的部分形态和生理、病理现象，也可能还包括尚未被认识的某种联系。

长期探讨“**经脉实质**”的结果表明：古典“经脉”有广义和狭义2种概念。狭义上的经脉，是指我们常说的十四经络穴等；广义上的经脉，除狭义经脉外，还包括现代医学中的脉管系统和神经系统。我们说，**经脉和经络在概念上应区别开：“经脉”当指包括有脉管、神经的古之经脉；“经络”则指不包括有脉管、神经的现代经络。**

长期探讨“**经络实质**”的结果表明：经络通路占有机体“脉管外体液部位”“神经末梢部位”，为经络之经穴。

人体的体液一般分为细胞内液和细胞外液，细胞外液中的一部分是血液和淋巴液，流动于脉管之中，另一部分存在于组织间隙之中，称为组织液或脉管外体液。早在20世纪50年代，日本学者藤田六郎就提出经络可能是脉管外体液的流动路径，但这一假说一直没有得到实验的证明。20世纪90年代，相关研究学者根据生物流体力学原理，对组织液在组织间隙中形成定向流动的机理作了进一步分析，指出循经路线上组织对体液流动的阻力（流阻）较小是形成组织液定向流动的重要条件。在这一思想的引导下，众多学者开始寻找各种测量组织流阻的方法，终于建立了一套能够连续扫描测量组织流阻的实验装置。使用这一装置，分别在小型猪、小家猪和人身上发现了循经低流阻点。并且还建立了一套测量组织液压波传播的方法，用于测量低流阻点之间的连通性，结合γ照相机观察同位素迁移的方法，终于发现循经脉路线的皮下存在着具有低流阻特性的组织液通道，简称为循经低流阻通道，并且首次在循经路线上发现了具有功能意义的体液通道结构。

首先，使用红外热像仪和正电子照相机发现循经低流阻通道具有运输水液和营养物质的能力，证明它与《黄帝内经》中所说的经脉有濡养组织、滑利关节的功能相吻合。其次，在猪身上测量到了 7 ～ 8 条与人体经脉分布非常接近的低流阻通道，证明它与古典经脉概念有高度的相似性，而不同于通常的血管和淋巴管，是一种新的结构分布。形态学研究发现，低流阻通道位于《黄帝内经》中所说的“分肉之间”的组织间隙之处，符合古典经脉的解剖定位。综合上述研究结果，结合古文献的研究，学术界认为循经低流阻通道可能就是经脉的实质或其实质的一部分。

如果把人体看作是一台机器的话，人体的各个组织就好像是这台机器的零件，而经络则相当于这些零件的缝隙，而非零件本身，经络在人体中的作用恰恰类似于机器的零件缝隙。一台机器要做一个运动，各部件之间就要保持良好的滑动，如果某个间隙中的润滑性丧失，将导致零件生锈和零件之间的粘连，外表上可能看不出，但可表现出一定的动作障碍。人体上存在着非常类似的情况，当由于某种原因通道阻力变大时，体液流动出现障碍，一些代谢废物堆积在组织间隙中，出现类似生锈的情况，这时会有组织变硬、动作僵化及压痛等现象。

另外，在显微镜下也可以观察到，穴位内各层组织中具有丰富的神经末梢、神经丛或神经束，但尚未见到有特殊的感受器或其他特殊结构。两经之间的络脉连接处，多为两条神经分支的吻合部，如肺经与大肠经之间的络穴列缺，肌皮神经与桡神经浅支吻合处，脾经与胃经之间的络穴公孙，腓浅神经与隐神经吻合处，等等。

（五）经络之经穴

以躯干腹、背侧为例看经络穴位与神经分布的一致性。

躯干腹、背侧的经络循行都是纵走的，而神经分布却是横行的，如果在这里能查清其间的规律性，更有助于对经络实质的认识和理解。

躯干腹、背侧的经络线有督脉、任脉、足太阳膀胱经、足阳明胃经、足少阴肾经、足厥阴肝经，等等，其分布特点如下：

（1）督脉和任脉的穴位分别位于背侧面和腹侧面正中线上，恰是两侧脊神经前、后支的末端交界处，也是“经络循行线”位置在神经末梢端的典型示例。这里除了极细的神经终支外，没有任何神经干存在。此外，各穴位间距离均等，配布匀称，和神经的前皮支完全一致。

（2）足阳明胃经在下肢位于相邻两皮神经的界限处，到腹壁时则移居正中线两旁。值得注意的是，腹部皮神经前皮支的外侧支较短，而该区的穴位分布距正中线也较近；待本经上达胸壁时，神经的外侧支变长，该经络线也随之向外侧转移，离正中线也较远（腹侧其他各经亦同）。经过反复观察对比，给人一种印象，恰似这些穴位自然地趋向于神经末梢处。恩格斯说：“**凡是可以纳入普遍规律的东西都是必然的**。”这种穴位分布趋向于神经末梢部的现象，与其实质联系的普遍规律性并非偶然。

（3）无论躯干的腹部还是背部神经分布，均保持着节段状的规律，彼此距离均等，排列匀称；而该部穴位分布，也恰恰是距离均等，排列匀称；没有像四肢穴位那样远近不匀的现象。不但如此，在前正中线两旁的穴位都位于上、下相邻的两分支之间，并分出小支终于该穴位附近，实际的解剖调查也证实了这一点。

（4）背部后正中线及两旁的经穴分布状况、穴间距离及距正中线远近等，与腹侧的情况完全相似，也是距离均等，排列匀称，并且与脊神经后支的分布完全吻合。其上部的后支外侧支较长，而该部的穴位配布也比较密集，两者更显示出类似的相关规律性。

（5）颈部胸锁乳突肌后缘中点处穿出的颈部皮神经（耳大神经、颈皮神经、锁骨上神经等），均分布于耳后部、颈前部及肩上部，而该部的穴位亦是在神经末梢部位比较密集。

（6）与上述情况相反，四肢部的神经粗细不匀，穴位配布的疏密情况也不一样。一般来说，远侧的分支多，支配区域小，穴位分布较密集，数量多；而在近侧部的分支支配领域大，穴位配布也比较稀疏，数目也较少，但在机能上，节段支配的原则未变。

由此可见经络穴位与神经分支的节段状分布之间，存在着相应一致的规律性，这种一致性恰恰反映了它们之间可能存在着某种必然联系。

认识的真正任务在于经过感觉而到达于思维，到达于逐步了解客观事物的内部矛盾，了解它的规律性，了解这一过程和那一过程间的内部联系，即到达于理论的认识。感觉到了的东西，我们不能立刻理解它，只有理解了的东西才能更深刻地感觉到它。

躯干部神经的分布特点，是人体的自然存在，是长期历史进化过程的必然结果。而经络穴位的分布，则系几千年来古人与疾病作斗争的实践经验总结，两者之间如此密切相关，我们认为这绝非偶然的现象。探讨经络实质和穴位的特异性时，绝不能忽略这一点，应该探明这些规律性的实质。这一规律性本身可能就是“经络实质”之所在。

《人体解剖学》中载：“在神经元突触、神经与效应器接头处存在有宽 200 ～ 500 埃的间隙”，故经络在全身亦可形成一连续通路。可见，人体分布有三通路即脉管通路、神经通路和经络通路。

用电生理学的方法，在中枢神经系统的特异传导系统和非特异传导系统，在脊髓、脑干、丘脑、下丘脑和大脑皮层各级水平某些结构中，可以观察到针刺穴位对伤害性刺激（疼痛）的诱发电活动产生抑制作用。这表明神经系统各级水平某些结构中的电活动可致疼痛，针刺穴位可以抑制其电活动，即针刺穴位可以止痛。

早在20世纪50年代，我国医务工作者就采用“电”的方法探索人体经络通路。在我们经络的实测过程中，除可以描绘出正常的经络线外，由于气候的变化，特别是温度和气压的变化，经络也出现不同的改变。这表现最明显的是在下雨前和下雨后，在这时可以发现经络比平常加宽，这似乎是说明气候的变化引起了经络的变化。其次由于探测时间不同，有时我们发现原来可以完整测出的经络，由于发生了变化，有时在同一经络线某一段可以测出，另一段不易测出，甚至完全测不到。另外，深夜与白天可能有不同的变化。

而经络测定仪的使用原理，是把一定量的电流通过测定仪传输到人体，在皮肤上可以看到有电阻大的和电阻小的差别，并可以看出哪些点容易通电和通过多少的电流量。用经络测定仪试测全手臂各部的通电量的时候，在手臂上发现许多通电量不同的点，把其中通电量较多的点相互联系起来，就与手太阴肺经的径路相一致；进一步试测手臂上部及胸部，就得出全部的肺经路径，通电量较多的点，是与经穴相符合的，用同样的测定方法，测出了十二经，因此，可以推导经络测定仪的原理，是用电来体现经和穴，同时，也显示出十二经的通路路径。

在心电图的实践中，由呼吸肌肌电活动所致的肌电图（出现伪 P 波和细颤波）易被误为房性脱节或其他心律失常。而在鉴别诊断上，屏气试验有重要意义。我们在临床实践中可以发现，在疾病过程中，这种肌电图的消失或出现，都与呼吸功能状态密切相关。在其功能不佳时（如肺部感染、心衰、气胸、肺大疱、呼吸衰竭、中断吸氧、剧烈咳嗽）即可出现。总之，当对氧的需要感到不足并引起过度呼吸动作时，即可出现此种肌电图。反之，当疾病好转或过度呼吸动作改善时，此图即可消失。因此这类肌电图的出现并不一定代表着“预后不良”。

在人体内，组织液含有水、蛋白质、纤维蛋白和盐等，所以其中除了有正、负离子外，还有带电或不带电的胶体粒子。在电场的作用下，这些带电粒子都要发生迁移。

而在气功相关研究中，脑电图的改变是中枢神经系统机能状态改变的一种反应，人的情绪变化与脑电波频率或波幅有关，尤其是神经衰弱患者。当病人情绪激昂或忧虑时，往往出现低幅快波；当病人情绪低落时，常出现慢波。气功时慢波的出现，和练功时暂时或不断地去除情绪的扰动应有一定的关系。如哮喘病人在练功中的左右肺俞、足三里等穴位的皮肤电位普遍下降，而非穴位的皮肤电位变化不明显。全身放松时，皮肤电位下降。开始意守丹田、大椎、涌泉穴时，所意守部位的穴位皮肤电位适当上升，而非意守部位仍继续处于下降状态。练功程度深的人，其腧穴皮肤电位下降幅度大，波动小。因此，可将腧穴皮肤电位的变化，作为衡量上功的指标之一。

古典气功学指出，若要达到任督二脉贯通，必须使舌尖与上腭接触。当 2 例循经感传显著者手指井穴之间通过导体时，感传可以互相接通，这种“接通”现象，和感传循行时电流的发生有关。

大量电生理学的研究资料表明，电现象并不是细胞或器官机能活动的副产品或伴随物，而是细胞实现一些最重要机能的关键或决定性因素，这一点在神经、肌肉等组织的兴奋性表现中看得最清楚。

人体经络电的变化，出现在本经主时内，经穴电位比非主时经穴电位高。

如果肌肉某处受到损伤（麻痹、切、烫、炎症等），则其完整部位的表面与损伤部位的表面之间出现了电位差，用电流计或示波器可以测出，损伤处表面为负，完整部表面为正。这种在组织损伤处表面较完整部为负的电位差，称为损伤电位，其形成的电流称损伤电流。损伤电位存在的时间较长，只要损伤状态继续存在，其电位差亦继续存在，直到损伤已恢复或已纤维化后才完全消失。肌损伤电位值为 50 ～ 80 毫伏。损伤电位产生的原因是由于损伤处膜的极化现象减弱或消失。肌膜损伤或变质后，膜上的各种离子泵的活动减弱或消失，膜内外各种离子浓度差便不能维持。当 K^+浓度差减小时，静息电位值亦相应减小。这时，由于损伤处膜的极化减弱或消失，膜外电位变负，而完整处仍为极化，膜外电位仍正，两者间便产生了损伤电位。

关于经络经穴的一些论点：

（1）经络是个有规律而又相对稳定的共同通路（或称共同轨道）。不论穴位在哪里，迟早总要归经。

（2）穴位如满天星斗，散布于全身，既可多途通一经，又可多点通一经。在某种情况下，形成体表经络内脏间的特定联系。形成经—穴与全身各系统之间的相对特异性联系。

（3）全息论的研究首先应是经—穴之间的全息通路。经络的感觉传导功能，病变反应功能，机能调整和病态整复功能，都是通过全息通路实现的。

（4）全息不仅某一敏感区能通向全身十四经，发挥全息的调节功能。而且在经穴被激活的情况下，一点便可通全身十四经，一点还能发挥全息的调节功能。

关于国内外经络穴位电学特性的一些进展综述如下：

Becker等（1976）用标准皮肤电位测定法证实，人体某些穴位与其周围皮肤相比，呈现正电位。Funa等（1980）曾用钨丝微电极刺入穴位内部的方法，探测得气时电位的变化。结果发现，当被试者出现得气时，可以从刺入到曲池穴内的钨丝微电极记录到神经冲动电位现象。因而认为，得气与神经冲动有关。

关于皮肤电位的作用，Pontigny(1978) 经过一系列的研究后认为，穴位部位既是电发射区又是电接收区，并且具有高度的灵敏性，甚至比最现代化的电子计算机更为完善。

Mussat 应用检流计测定一条经上的 2 个穴位间的电流，认为可以记录到经络的“自发电流”。

C· lonescu–Tirgoviste 等（1983）通过储象示波器对经络电阻测定的结果，发现同一条经（大肠经）2 个穴位之间的电阻值，取决于 2 个穴位之间的距离，即 2 个穴位的距离愈远则其电阻愈高。2 个相同穴位之间的电阻值，则取决于穴位深度，即测定深度愈深者电阻便愈低。

《针灸经络生物物理学》中相关研究理论表明，近 10 年来，经络针灸学、生物工程学、基础医学等学科的工作者们，通过跨学科的共同努力，在经络的生物物理学特性的显示方面取得了重大突破。学者们运用各种物理手段证实经络系统是科学的、可靠的、客观存在的。现已查明，经络循行线不仅是一条高度的敏感线，而且也是一条可以传导声和发出特异声频谱的线；同时，经脉线还是一条低阻抗、高电位、高发光的线；经脉线上的温度也往往和该线两侧皮肤的温度有规律性差异。此外，20 世纪 50 年代以来被我国学者研究，近年来又被国内外学者们应用现代化的方法发现经脉还具有使同位素循经移动的特性。这些研究，为证实中国古代第一大发明——经络学说创造谱写出划时代的新篇章。

科学家们发现动脉壁和血成分都是带电的。其带电性质及数量与动脉粥样硬化的发生有关。在正常生理条件下，血液呈弱碱性（pH 值为 7.4），血浆蛋白带有静负电荷。血细胞的主要成分红细胞和血小板等，由于其细胞膜外侧唾液酸的存在而带有负电荷。血脂中的高密度脂蛋白带负电荷，而低密度脂蛋白和极低密度脂蛋白则带有正电荷。因此，pH 值在 7.4 及血脂不高的情况下，动脉壁和血成分都带负电荷。它们彼此产生静电排斥作用，动脉壁上就不易产生沉积物，也就不易发生动脉粥样硬化病变。当某些因素引起血成分或动脉壁静负电荷减少时，则其静电排斥作用将减弱。血液 pH 值降低（如低氧引致酸中毒）或带正电的物质增加（如低密度脂蛋白和极低密度脂蛋白增高，应激使血小板和白细胞释放出钙及蛋白质正离子）

时，都会使血成分所带的静负电荷减少。血液 pH 值降低时可引起大分子复合物的等电沉淀，如血浆中的纤维蛋白原（主要是高分子量纤维蛋白原）在等电沉淀时能与带正电的低密度脂蛋白通过静电作用结合成复合物——类纤维蛋白物质。这类物质可参与动脉壁斑块的形成。血液中钙及蛋白质正离子的增多有助于血成分沉淀及斑块形成。因为一方面它们减弱了血液的负电性；另一方面它们能将带负电的基因（如羧基、硫酸基等）连接起来，与一些蛋白质（或纤维蛋白原）及动脉壁上的黏多糖一起形成不溶性复合物。低密度脂蛋白增加，不仅使血液负电性减弱，而更重要的是它们能与动脉壁中的黏多糖靠静电吸引而结合成复合物，并与动脉壁结构成分相结合而被拘留于动脉壁中。而高密度脂蛋白是带负电荷的脂蛋白，其含量的提高能增强血液的负电性和大分子复合物的溶解度。因此，它对动脉粥样硬化的防治有重要意义。

现代医学临床研究表明，通过 50 年的经络研究资料，人们能够清楚地认识到经络的许多特征和规律，与量子特征相吻合。因此，人们应该放眼世界，如果从组织、细胞中找不到经络，可以尝试从“量子”这个微观世界出发，对中医经络实质的认识说不定会豁然开朗。

基于国内外经络电磁特性研究成果，可以推断经络穴位有明显的电特性，这些特性可能会随人体状态、时间、环境等变化而变化。根据电磁特性，可对经络成像和许多经络现象进行解释，在一定程度上揭示经络本质。

传统的中医针灸，是以概念模糊的经脉理论指导临证，“三通针灸”则是以找脉管、求神经和循经络之清楚的概念指导临证。这一创新，易明确机制，易与国际接轨，推向世界。

其实，电和热一样，也具有某种无处不在的性质，只不过方式不同而已。地球上几乎没有一种变化发生而不同时显示出电的现象。

基于笔者的临床实践，同时借鉴国内外众家有关人体内“电”的实验研究结果，可以证明“生物电在人体内传导的假说”。

二、生物电传导

（一）正常人体内生物电传导

心脏舒缩时，推动血液在脉管里流动，同时伴有电的产生与传导。心肌兴奋（收缩）时，电位变负，负电位达到一定高度后，通过周身组织向全身各部位传导。由于心血管是一套封闭的管道系统，故脉管可视为心脏的延续部分（或将整个心血管系统视为一个大心脏）。因此说，这一负电位由心脏及大、中、小动脉向全身各部位传导，致全身各部位呈负电位状态；兴奋过后（舒张），心肌及大、中、小动脉恢复原先的正电位，受其作用的全身各部位也随之恢复原先的正电位。这一脉管通路的正负电位，随心脏的舒缩有节律地变化着，受其作用的全身各部位的正负电位也随之而有节律地变化。

同理，身体其他各部位兴奋活动时也伴有电的产生与传导，如呼吸运动、胃肠蠕动、骨骼肌舒缩等。这些部位兴奋活动时产生的负电位达到一定高度后，也通过周身组织向全身各部位传导。由于全身各部位布满着毛细血管，存在有心肌及大、中、小动脉传导的负电位，故这些部位兴奋活动时产生的负电位沿小、中、大静脉及淋巴管向心脏部位传导，形成了全身统一的心血管系统的正、负电位节律变化。

由于经络通路占有机体“脉管外体液部位”，因而脉管通路负电位传导的同时，也沿经络通路传导。

由于机体各部位布满着神经末梢，故上述负电位传导的同时，也激发了神经通路传导。即：负电位沿传入神经向高级中枢传导，致高级中枢兴奋；高级中枢兴奋产生的负电位沿传出神经传导至效应部位。因神经纤维具有外周绝缘的特点，故其传导互不相混。

由此可见，在神经末梢部位（经穴），既可有神经通路负电位传导，又可有经络通路负电位传导，其布局好比交通“十”字路口。根据电“同性相斥、异性相引”的性质，若一方持续传导，另一方势必受阻。因此，经穴部位的生物电传导，则随机体不同的机能状态而变化着。当机体某部位发生疼痛或痉挛时，是该处神经通路负电位传导占优势，而经络通路负电位传导被阻断，这便是我们常说的“不通则痛”。经针灸（或其他疗法）强化了该处经络通路传导，即抑制或阻断了该处神经通路传导，其疼痛或痉挛常可缓解，这便是我们常说的“通则不痛”。可见，“通则不痛”

和“不通则痛”均指经络“通”与“不通”而言（附：示意图Ⅰ）。

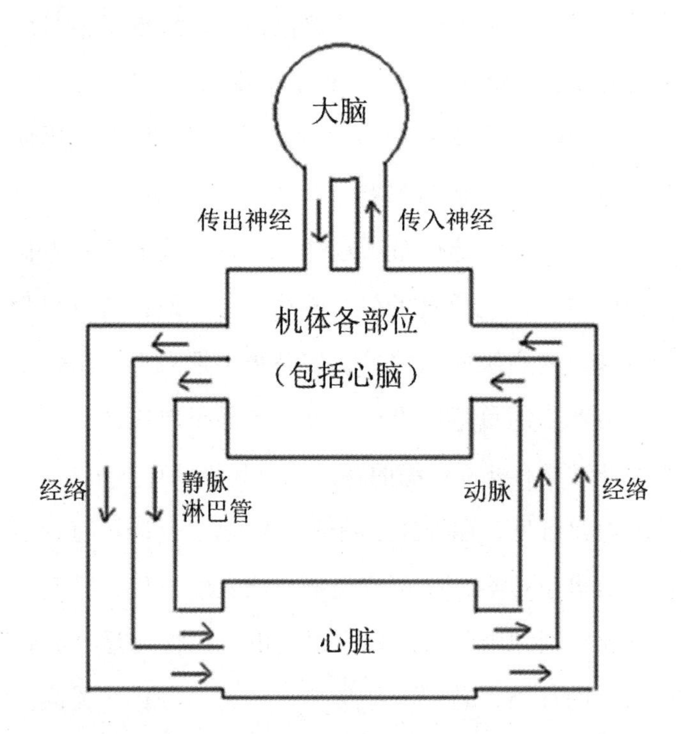

示意图Ⅰ：正常人体内生物电传导

注：箭头→示负电位传导

（二）针刺时人体内生物电传导

通常，在经穴处（神经末梢部位）由于存在着神经和经络两路负电位传导的排斥作用，常呈现相对“正”电位状态。

将“针”刺入人体，针刺处可发生电位改变（损伤电位），即针刺处电位变负。负电位达到一定高度后可向周围放散传导。若“针”刺中神经，其负电位可沿神经通路上的负电位传导方向传导；若“针”刺中脉管，其负电位可沿脉管通路上的负电位传导方向传导；若“针”刺中经穴，因经穴处存在有动脉和传出神经之负电位向该处传导，故迫使该负电位向 3 方传导：一方，沿传入神经向高级中枢传导；一方，顺静脉、淋巴管之负电位向心脏部位传导；另一方，则经“脉管外体液”向邻近呈相对“正”电位状态的经穴部位传导，即沿经络通路传导（附：示意图 II）。

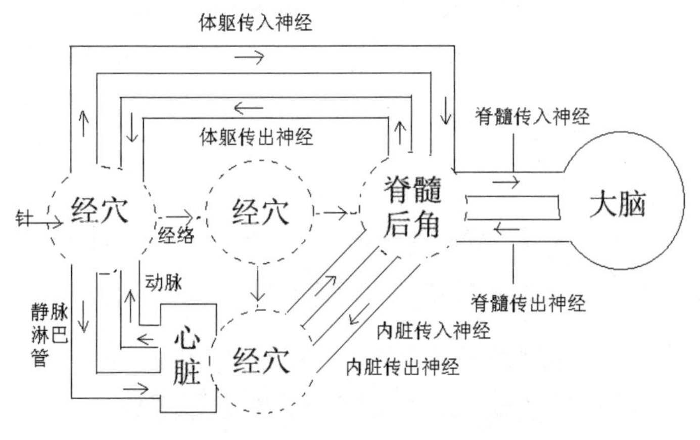

示意图II：针刺时，人体内生物电传导

注：箭头→示负电位传导

（三）生物电传导的效应

一般说来，电流有 3 种效应，即热效应、磁效应和化学效应。人体内生物电传导亦当具有这些效应。

上述可见："生物电在人体内传导的假说"表明了"人体三通路与生物电传导"。

实际上，《黄帝内经》中，就蕴藏有"人体三通路与生物电传导"。

古典经脉学，广义狭义说，

广义藏三通，狭义指经络。

古典经脉包藏有脉管

形态上：

如《灵枢·经脉》中说："经脉十二者，伏行分肉之间，深而不见……诸脉之浮而常见者，皆络脉也。""何以知经脉之与络脉异也？……经脉者常不可见也，其虚实也以气口知之，脉之见者皆络脉也。"《灵枢·骨度》中说："是故视其经脉之在于身也，其见浮而坚，其见明而大者，多血；细而沉者，多气也。"

功能上：

如《素问·痿论》中说："心主身之血脉。"《素问·脉要精微论》中说："夫脉者，血之府也。"《灵枢·本脏》中更说："经脉者，所以行血气而营阴阳，濡筋骨，利关节者也。"

古典经脉包藏有神经

如《灵枢·海论》中有："脑为髓之海，其输上在于其盖，下在风府。"《灵枢·经脉》中载："膀胱足太阳之脉，起于目内眦，上额交巅……其直者，从巅入络脑。"

"经筋"是古典经脉学的重要内容之一。《灵枢·经筋》中载："手太阳之筋，起于小指之上，结于腕，上循臂内廉，结于肘内锐骨之后，弹之应小指之上，入结于腋下……其病小指及肘内锐骨后廉痛……腋下痛，腋后廉痛。"这提供了手太阳之筋包括尺神经的走行和功能。因为在肘内锐骨之后，即肱骨尺骨神经沟处，弹之出现麻到小指的感应，是由于刺激了该处的尺神经所致。

又如，"足少阳之筋，起于小趾次趾，上结外踝，上循胫外廉，结于膝外廉……上额角，交巅上……上过右角，并跷脉而行，左络于右，故伤左角，右足不用，命曰维筋相交。"由此可知，早在2000年前，我国医家通过临床实践就总结了“伤（头部）左角，右足（下肢）不用”的客观规律，即大脑对肢体交叉支配的关系，只是古人把这种现象和关系叫作“维筋相交”。

在《灵枢 · 经筋》记载的病症中，除了转筋、疼痛以外，还包括有口眼㖞斜、眼睑麻痹、角弓反张、手足抽搐等神经系统的病症，并明确指出：取刺十二经筋，皆“以痛为腧”。

上述可见，古典经脉包藏有现代医学中的脉管通路和神经通路。

《灵枢 · 营卫生会》中说：“人受气于谷，谷入于胃，以传于肺，五脏六腑，皆以受气，其清者为营，浊者为卫，营在脉中，卫在脉外，营周不休……阴阳相贯，如环无端。”

《灵枢 · 卫气》中说：“其浮气之不循经者，为卫气；其精气之行于经者，为营气。阴阳相随，外内相贯，如环之无端。”

从上述这2段经文可以看出：早在2000多年前，我国医家就发现了血液有大、小循环的概念（谷入于胃，以传于肺，五脏六腑，皆以受气），并且认识到在其循环过程中，脉管内、外有着紧密联系（外内相贯，如环无端）。

《灵枢·九针十二原》中说："节之交，三百六十五会，知其要者，一言而终，不知其要，流散无穷，所言节者，神气之所游行出入也，非皮肉筋骨也。"

由此可见，我国古代医家在实践中还体会到："神气"（功能）在节之交（经穴）发生交接或转输。

经脉理论的主体手足十二脉在形成发展过程中，先后出现 2 种理论模式，表达不同的理论意义，具有不同的临床价值。概言之，经脉向心模式的理论，表达针灸刺激与效应的联系基础与规律，蕴涵"经脉"本质认识，直接体现针灸治疗规律，有实践指导价值；经脉循环模式的理论，说明机体结构与功能的整体协调原理，完善人体生理与病理理论，代表中医医学原理的独特认识。

可以推出，经络通路的向心模式与神经通路密切相关，是人为作用形成的。针灸作用于经穴，在疏通经络通路的同时，也激发了有关神经通路，从而高级中枢参与并调节着这个过程；经络通路的循环模式与脉管通路密切相关，走行一致，是机体自身机能所为，与自然界息息相通，体现了"天人相应"，其子午流注针法据此产生。

由于脉管通路、神经通路和经络通路三者密切关联，在针灸临床中，常触一而及其二，限于历史条件，形成了古之“经脉”。所以说，“人体三通路与生物电传导”是古典“经脉”理论的现代表达。

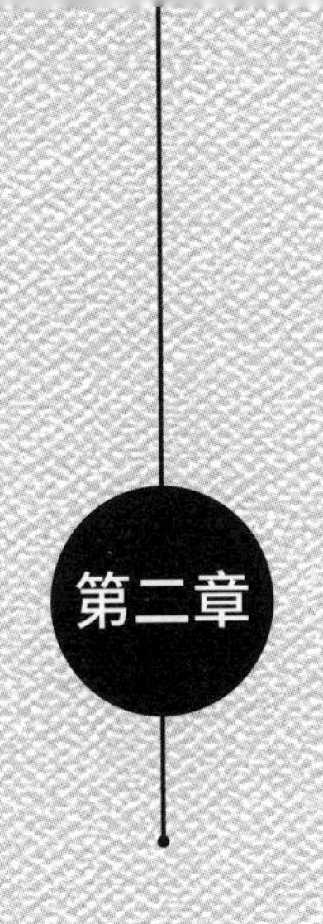

人体三通路与生物电传导解释

一、经络感传现象

依据“人体三通路与生物电传导”可以解释：经络感传现象。

在所有的经络感传现象中，一个最普遍、最显著的现象就是“循经络”。

“人体三通路与生物电传导”认为：经络通路占有机体“脉管外体液部位”“神经末梢部位”为经络之经穴。就是说，经络经穴的存在形式取决于脉管、神经的存在形式。生命进化到人类，由于脉管、神经的结构分布基本一致，所以，经络经穴的分布也基本一致。动植物体内也有经络，只是不同的物种由于其脉管、神经的结构分布不同，其经络分布也随之不同。总之，经络经穴的变化随机体脉管、神经的变化而变化。

在截瘫病人的经络感传现象中，有一种特有的“跨越式”传导现象。即当感传在进行途中，突然空缺一段（无“感传区”），然后越过此空缺段继续向前出现感传线。我们认为，感传本身是沿着某种特殊结构扩布的“传导波”，这种“波”在传导过程中，对沿途分布的神经末梢是一种有效刺激，因而能随着“波”的传导，依次向中枢发放冲动而产生线状的感传。这种“跨越式”感传中的空缺段，可能是因为分布于该段的神经末梢的传入途径在脊髓损伤的影响下被阻断了。但并不影响“传导波”的继续推进，待“波”传过此“传入阻断区”后，又能继续被感知了。因而，在感觉上就形成了一种“跨越式”的传导。此说法与“人体三通路与生物电传导”的认识，颇为一致。这种“波”很可能就是“生物电传导”。

针刺感传一般以针体为中心，呈双向—上下传导或向四周扩散，其传导方向与穴位有关。

“人体三通路与生物电传导”认为，人体是一个具有长、宽、厚的容积导体，故针刺经穴产生的负电位可向四周放散传导。因其周围有脉管通路和神经通路之负电位向该处传导，故迫使该负电位向邻近呈相对“正”电位状态的经穴部位传导和沿传入神经向高级中枢传导。

广西壮族自治区人民医院神经精神科医生在针灸

治疗 25 例先后天肢体缺失者时，发现患者出现不同的经络感传现象：

除 1 例不愿继续针刺而未得到满意的幻肢感，亦未取得幻肢经络外，其余 24 例则都在幻肢上取得经络感传现象……不但后天缺肢 22 年而无幻肢的肢体出现了，而且历 24 年而无幻肢的先天缺肢者也出现了。他们都是用常法未能引出的，而且用针刺出现的幻肢比用其他方法所得的幻肢更鲜明而完整，更能表明其全身与粗细。即使有断裂处，但当经络感传越过时，即可填补起来。另外，幻肢的不适感，残端痛与幻肢痛都是截肢后的苦恼问题，处理较难。但临床的这些患者的针刺效果是较好的。即使不能根治，但既不成瘾，又能解除痛苦，且简单易行，故可作为此类患者的首选治法。

已知躯体上的每一部位在大脑皮层里都存在着相对应的兴奋点或代表点，当然，经络感传部位均可通过神经通路的传导，在大脑皮层里的对应点作出反应；反过来，大脑皮层里某兴奋点的扩散（可沿经络），也可反映出所对应的躯体部位。针灸肢体缺失者残端引出幻肢及幻经络，其道理即在于此。由于大脑皮层里经络通路的疏通，相对抑制了有关神经通路的兴奋传导，从而缓解了幻肢的不适感，或可达到控制幻肢痛、残端痛的目的。

二、针刺的机能调整与镇痛作用原理

依据“人体三通路与生物电传导”可以解释：针刺的机能调整与镇痛作用原理。

（一）机能调整

早在20世纪50年代，我国医务工作者就以实验证明了针刺具有机能调整作用。如：心电图方面3组不同反应之有趣点是：心跳减慢组与心跳加快组两者相比较，前者的针前心律是每分钟75跳，而后者则为63跳。即针前心律较快者可因针刺作用后变慢，平均每分钟减慢6跳。而针前心律较慢者可由针刺作用后增快，平均增快6.6跳。而心律变化在3跳以内或无变化者则其原来心律平均每分钟则为70.2跳。从有变化的人数来看，以心包络经的内关穴为最多（75%），其次则是心经的神门穴（71%）。如果考虑到周身除了分布着来自脊髓的感觉神经外，还有大量的与血管伴行的呈环状分布并形成末梢网的自主神经，则这一问题就不难解释。

“人体三通路与生物电传导”认为，由于心脏受迷走神经和交感神经的支配，而其神经与效应器（心脏）之间存在有200～500埃的间隙，这一间隙正是经络（心包络经、心经）通路，故经络通路的生物电传导在此处可同时激发迷走神经与交感神经，从而高级中枢参与并调节着这个过程。

（二）针刺镇痛

“人体三通路与生物电传导”认为，神经和经络两路生物电在神经末梢部位（经穴）交叉传导，若一方持续传导，另一方势必受阻。传统医学中的“通则不痛”和“不通则痛”均就经络“通”与“不通”而言。针刺经穴，可疏通经络通路，达到“通则不痛”的目的。

在手术（伤害性刺激）过程中，手术区可发生电位改变（损伤电位），其负电位可沿传入神经向高级中枢传导；针刺经穴，经穴部位也发生电位改变（损伤电位），其负电位可沿经络通路传导。这两路负电位传导，在神经末梢部位（经穴）交叉相遇，根据电“同性相斥、异性相引”的性质，可解释：针刺经穴产生的负电位干扰或阻断手术区负电位的向心传导，从而使手术区部位的疼痛感觉减轻或消失。

大量针麻临床资料表明，成功地完成一个针麻手术，一般要具备下述8个因素。

1. 经穴选择

在针麻手术实践中，可以发现电针刺激华佗夹脊穴后，有60%左右的病例可在相应的体表出现痛觉迟钝区域，这些病人的针刺镇痛效果较好，腹肌亦较松弛，对内脏牵拉反应抑制作用也较明显。

从针麻肺切除手术效果的临床实践看出，无论是镇痛还是调节生理扰乱，按照“循经取穴”和“辨证施治”原则设计的多对穴位组的针麻处方效果都比较好，这可能是这组处方比较全面地考虑到手术的镇痛和调节生理扰乱的问题，也说明了按照中医学理论设计针麻处方是正确有效的。当然，多对穴位组的针麻处方取穴过多，操作繁复，必须进一步减少穴位，精减操作。但从1对穴位组的针麻效果不及多对穴位组的事实也告诉我们：不能单纯强调精减穴位，而是应该按照针麻手术的要求，从镇痛和调节生理扰乱2个方面，合理地配备一定的有效穴位。

2. 得气感传

务必刺中所选的经穴，并沿其经络通路形成负电位传导。

从已报道的实验资料看出，针刺“得气”必定伴有肌肉的收缩和肌电的发放。

3. 刺激参数

求得经络通路负电位传导的强度、频率能阻断手术区所伤及神经的向心传导。

神经纤维上传导冲动的频率有可能达到1000次／秒以上，而在突触处由于化学传递过程的发生和恢复都较缓慢，通常每秒只能传递100次左右，频率再高就难以响应。

电针刺激参数研究的实质在于用现代科学的理论和方法使人体产生充分的、适宜的、持续的针感。而在动物实验方面，凡是电针镇痛有效率高的大部分集中在刺激强度较大且刺激频率较高的实验组。在最大耐受强度下，连续波和起伏波与频率100次／秒配合时镇痛效果较好。这表明在突触处（经穴部位）对抗神经每秒只能传递冲动100次左右。

4. 诱导时间

实验表明，针麻需要一定的诱导时间。在这个诱导时间内，由于经络通路的生物电传导，也激活了体内多个神经介质系统，从而释放出一定量的镇痛物质。

关于针刺镇痛机制的大量研究资料表明，电针刺激可以激活体内多个神经介质系统。一方面，它使中枢 5-HT、内啡素和乙酰胆碱（ACh）的释放程度增加，加强了针刺镇痛效应；另一方面，它又使脑内儿茶酚胺的更新速度加快，后者起着拮抗针刺镇痛的作用。当体内上述促进针效的因素活动增强而占优势时，针刺表现出明显的镇痛作用；反之则针效减弱。

机体释放镇痛物质，是机体对疼痛刺激的一种防御性保护性反应，是生物生存的本能。

关于诱导时间的研究大体是一致的，即：①电针需要一定的诱导期。②不同的人、不同的手术的诱导期是有差异的，但可能是大同小异。③从目前临床来看，诱导时间 30 分钟内是适宜的。④多数人认为诱导时间过了 30 分钟，再延长也不提高针麻效果。不留针针麻手术诱导期在 30 分钟内，已在大、中、小手术中获得成功，说明针麻临床诱导期在30分钟内是适宜的。

5. 镇静药物

精神刺激常使人对电流刺激的敏感性升高。为能够降低神经通路的兴奋性传导和使人接受较强的电针刺激，针麻前宜辅用镇静药物。

6. 手术操作

针麻手术操作，特别要求稳、准、轻、快，尽量避免重复操作，以使手术区负电位的向心传导降低到最低程度。

7. 心理因素

针刺麻醉既有物质因素的作用，也有心理因素的作用。人的心理因素在针麻全过程中起着能动调节作用。心理因素的作用也有其物质基础，这主要是通过人的高级神经活动规律实现的。在针刺镇痛的基础上，积极的、乐观的、镇定的情绪可以抑制手术创伤引起的疼痛或者削弱这种疼痛的强度；消极的、恐惧的、焦虑的情绪，可增强来自手术创伤的疼痛刺激的强度。同时大量的针麻临床实践表明，积极的情绪状态，能够调动机体的潜力，增强针刺调节机体的生理功能，保持血压、脉搏、呼吸等相对的稳定，不发生或减轻内脏牵拉不适感，使肌肉松弛；而消极的情绪状态，削弱针刺对机体生理功能的调节作用，诱发或加强内脏牵拉不适感，使肌肉紧张。医务人员对工作的极度的负责任，对同志、对人民极度热忱的优良作风，可以对病员大脑神经活动发生良好的作用，提高针麻效果。

从“人体三通路与生物电传导”看心理因素与针麻效果的关系，则是良好的心理状态可稳定或降低患者神经通路传导，避免因非良好的心理状态而导致神经通路的紊乱或增强传导。

8. 辅助用药

针刺镇痛是相较而言较为温和的生理学镇痛方法，并且它还兼有调整机体各种生理功能的效应。然而，也正因为它是一种生理过程，从痛与镇痛的生物学意义上看，针刺不会导致机体的痛觉机能消失殆尽。换句话说，针刺镇痛不全有生理学上的必然性。对针麻作出适度的评价，并不因此而降低它在麻醉学和外科学上的意义。近年来研究发现，针麻作为一种有特点的、可供选择的麻醉方法，应配合适当的药物。采取针药结合，以提高针刺镇痛效应，这是一条正确的途径。

由于针刺是通过调节机体内源性痛觉调制系统而起作用，一般情况下不能完全阻断手术创伤引起的痛觉信号的传导，因此单纯针麻在不少场合下是镇痛不完善的。实践证明，针刺与各种形式（硬膜外、局麻等）的小剂量麻醉药物相结合就可产生良好的效果。此外，针刺时若选用适宜的辅助药物，也可明显地提高镇痛效果。关于针刺复合麻醉的优势，一是镇痛效果被大大加强。多数情况下患者在手术中处于清醒但基本无痛状态，针刺复合麻醉还可减少术后痛的发生。二是麻醉药用量明显减少，药物副作用也随之减少。例如肾移植术或胃大部切除术时，硬膜外用药减少一半左右。三是麻醉效果优良率与手术成功率提高。如新喉再造术由于采用了针刺复合麻醉或充分利用患者清醒的有利条件，及时酌情调整新声门的松紧以利于发音，便于手术操作的改进，麻醉优良率达98%，发音、吞咽和呼吸功能的成功率达100%。大脑功能区及深部手术危险性大，致残率高，操作难度大，但在针刺复合麻醉下手术成功率达98%。四是手术中生理干扰小，副作用与并发症少，病人恢复快。如在针刺复合麻醉下施行肾移植时，循环功能受影响较小，术后移植肾开始恢复泌尿的时间明显提前。经过40年的探索，终于形成了较单纯针麻更为优越而且适合于多种类型手术的针刺复合麻醉。在一些手术的麻醉中，针刺可能仅起辅助的作用，在另一些手术中针刺却起着主导作用。针刺复合麻醉的发展无疑将为现代麻醉学增加新的内容。针刺复合麻醉是一种具有中国特色的麻醉方式，今后也必将成为现代麻醉学的一个组成部分。

综合近6年来国内的相关文献报道，单纯使用针刺麻醉的小手术有拔牙、扁桃体切除、伤科整骨等。适用疾病谱范围较广的则是针药复合麻醉，如甲状腺手术、心脏手术、多种开胸手术、人工流产、食管癌、胆囊切除、结石手术、开颅手术、眼科手术等涉及多系统、多器官的外科手术。可见，凡手术简单、费时较短的可单纯使用针刺麻醉；手术复杂、费时较长的宜针药复合麻醉。

从“人体三通路与生物电传导”看针麻手术，则是对比经络与神经两路负电位传导的势力。显然，针刺经络经穴产生的负电位传导，难以完全阻断或对抗手术区负电位的向心传导。

针刺镇痛的客观指标：

在针麻临床实践中，不少单位发现“呼吸运动”和“指端血管容积脉搏波”可作为针刺镇痛效应的客观指标。由此亦可验证“人体三通路与生物电传导”。

从本观察看来，痛可引起呼吸的反射性改变。因为：①在切皮、开腹病人诉痛时，呼吸有明显变化；而在局麻下开腹、病人无诉痛，则呼吸无明显变化。硬外麻醉和针麻手术效果较好的病人安静状态下，呼吸图较平稳和规则。②当牵拉内脏时，病人呻吟、诉痛，也引起明显的3种呼吸反应（有的病人恶心、呕吐），即屏气波、复合波和增强波。其中以屏气波较多见。如果给予补充哌替啶静脉滴注，经5分钟至20分钟逐渐平稳、规律，牵拉痛也逐渐减轻，呼吸图也逐渐平稳。③有些病例有手术刺激，呼吸也有变化，但病人无诉痛，而术后随访病人时，病人说有痛，但可以忍受。④动物实验也看出：不用局麻切开家兔腹部皮肤时，引起呼吸先抑制后增强，而局麻下切皮，则呼吸无明显变化。上述事实说明：疼痛可引起呼吸的反射性改变。综上所述，我们初步认为：疼痛可以引起呼吸的反射性改变，而呼吸的变化可作为疼痛的客观指标之一。

伤害性刺激可以通过神经反射影响呼吸系统。而疼痛引起呼吸节律和波幅的改变，则可能导致通气量增加。轻度疼痛可引起大呼吸波间有数个小呼吸波和屏气现象。重度疼痛时，除上述波形改变外，可在呼吸曲线上反映出疼痛的长时间的后效应。剧烈疼痛时，由于呼吸中枢调节活动的严重障碍，呈现节律不齐、波幅大小不等、曲线的升降不规律等呼吸紊乱的波形。这些呼吸波形的改变与病人当时主诉疼痛的不同程度基本一致。针麻时如出现重度和剧烈疼痛，呼吸曲线出现疼痛后效应和呼吸紊乱时，改为硬膜外麻醉后，只要麻醉水平较充分，呼吸紊乱即消失，病人没有疼痛感觉；若硬膜外麻醉水平不够，病人仍有疼痛时，呼吸曲线的波形就有相应反应，说明呼吸运动的波形改变与疼痛有密切关系，可以作为疼痛反应的客观指标之一。

我们在人体生理实验中也观察到，疼痛可引起血管活动的舒缩反应。因此，我们选用指端血管容积脉搏波作为反应经络“气血”活动状态的另一个指标。经针刺调整作用，可以使呼吸频率由快转慢，幅度均匀，血管容积趋于稳定，针麻效果提高。

“人体三通路与生物电传导”认为，疼痛引起的呼吸运动的改变，是机体对疼痛刺激的一种防御性保护性反应，是机体自身加强经络通路传导的一种自我调整。由于经络通路与脉管通路密切关联，不可分割，故机体在自身加强经络通路传导的同时，也加强了脉管通路传导。所以，呼吸运动和血管舒缩反应可作为针刺镇痛的客观指标。

在我们日常生活中，常有这样一种体验：当躯体遭受意外伤痛（如砸伤）时，也常会发生不自主的呼吸运动的改变，时常不需要治疗，而随时间的推移，其伤痛亦逐渐减轻或消失，其道理可能也在于此。

三、磁疗原理

依据“人体三通路与生物电传导”可以解释：磁疗原理。

磁疗，是应用“磁场”作用于人体，以调节人体内生物电传导，达到防治疾病的目的。常用的磁场疗法有“敷磁法”和“旋磁法”。

敷磁法即利用永磁片的恒定磁场（磁场强度和方向不随时间变化）进行治疗。磁场强度一般是200～3500高斯，耳穴常用200～600高斯，体穴常用800～1500高斯。运用时可将磁片固定在穴位或患处，选穴原则与针刺和耳针疗法相同，磁片常用胶布固定。亦可根据预定的穴位或部位将磁片缝在内衣上、帽子里或布袋上，还有的做成手表式，戴在手腕上，以治疗高血压，称其为“降压带”。敷磁时间可昼夜连续贴敷，亦可每日贴敷一定时间，一般10～30天为1个疗程。每3～7天复查1次，根据病情调整穴位或部位，增减磁片或磁场强度。

旋磁法是将旋磁机利用一只微型马达（电动机）

带动 2 ～ 4 块永磁体，产生脉动磁场（磁场强度随时间变化，但方向不变），或交变磁场（磁场强度和方向随时间变化）进行治疗。磁场强度为 3000 ～ 3500 高斯，马达转动频率为 1500 ～ 3000 转 / 分。操作要领是将机头紧密平行接触于治疗部位，机头放好后，开启电源开关，调节输出电压，治疗结束，按反顺序关闭机器。每次治疗 15 ～ 30 分钟。每日 1 次 ,10 ～ 15 次为 1 个疗程。

磁场是有极向的。中国医学理论认为，南极主泻，北极主补。从这点出发，老幼病虚者宜用北极，反之，宜用南极。临床学上有一位口腔分泌腺减少的咽干口渴患者，当他在甲状软骨两侧戴上两块同名极磁片时，分泌增加，症状缓解。如把其中一块翻转过来换成异名极，顿觉病症还原，所以极向问题是获取疗效中不能忽视的问题。磁场是有强度的，一般分为强、中、弱三级。每个患者只能在其适宜的治疗阈值内接受磁场，过高可能产生副作用，过低又不起治疗效果。磁场是有方向性的，有些病变务必要使磁力线的方向与血管神经走向趋于垂直面才能获得最佳治疗效果。

那么，磁疗原理是什么？

闭合导体在磁场里切割磁力线运动时，导体上就有电流产生。

我们将人体的脉管通路和神经通路视为闭合导体，那么，在穴位处施以静磁（敷磁法），可形成闭合导体（液体流动）做切割磁力线运动；或施以动磁（旋磁法），可形成磁力线做切割闭合导体运动。二者都可产生感应电流沿经络通路传导，其作用机理如同针刺经穴所产生的负电位传导。

四、气功保健原理

依据“人体三通路与生物电传导”可以解释：气功保健原理。

功法万千，功理一个。“人体三通路与生物电传导”认为，调衡人体神经与经络两路生物电传导是气功保健的原理。

其实，古人早有实践和认识。如《素问·上古天真论》中说：“恬惔虚无，真气从之，精神内守，病安从来。”

何为真气？《素问·离合真邪论》中解释说：“真气者，经气也。”

其原理已经明确，只是我们没有深刻领会。恬惔虚无，即清心勿欲，安定或抑制神经通路传导；真气从之，就是顺畅经络通路传导。长期保持神经与经络的协调传导，身体就健康无恙。

“人体三通路与生物电传导”认为：经穴（神经末梢部位），既是经络通路的接力点，又是神经通路的转换站，其布局好比交通“十”字路口，若一方持续传导，另一方势必受阻。通常，人们由于受种种内外因素的刺激，致神经通路持续传导，而经络通路则被阻滞不通。所以，要想调衡机体生理功能，保障身体健康，就必须抑制神经通路传导或者疏通经络通路传导，以达到协调传导。抑制神经通路传导，就要避免神经受刺激，做到这一点，一是需要免受耳、目、口、鼻、皮肤等感受器官的外刺激；二要排除一切思想杂念的内刺激，即古代气功文献中“锁心猿、栓意马”等之谓，故凡古今练功者，无不先在此下功夫。

五、条件反射建立的原理

依据“人体三通路与生物电传导”可以解释：条件反射建立的原理。

为什么能建立条件反射？目前还不太清楚，主要是与条件反射有关的反射弧在何处形成以及怎样形成的问题还没有解决。巴甫洛夫最初认为，所谓条件反射的建立就是在条件刺激的皮质代表区和非条件刺激的皮质代表区之间，由于多次的同时兴奋，发生了机能上的“暂时联系”。结果条件刺激在皮质引起的兴奋，可以通过暂时联系到达非条件反射的皮质代表区，于是引起了它本来不能引起的反应。但是，这种说法只是推测性的，因为暂时联系的神经机制尚不清楚，而且根据后来的实验，建立条件反射并不一定需要大脑皮质，因此暂时联系形成的部位也不一定在大脑皮质。有人甚至在单一神经元的突触后电位的活动中，也看到了类似暂时联系因强化而形成的现象。

“人体三通路与生物电传导”认为，条件反射的建立，不仅仅是神经通路的功能，和经络通路更有直接关系。与条件反射有关的反射弧是在“经络通路”形成的。

下面，我们仍从20世纪初，巴甫洛夫关于条件反射的实验来探讨：

狗吃食物的时候，食物刺激舌上的味觉感受器——味蕾，味蕾（神经末梢）产生了兴奋，这种“兴奋”经传入神经传导至延髓中的唾液分泌中枢，并在那里形成了兴奋中心。由“兴奋中心”经传出神经传导至唾液腺，这时唾液腺就分泌唾液。同时，味蕾产生的兴奋，也通过神经传送到大脑皮层里的唾液分泌中枢的“代表点”，使这里也产生了兴奋。灯光刺激狗的眼睛时，眼里的视觉感受器——视网膜就产生了兴奋，这“兴奋”经视神经传导至大脑皮层的视中枢，引起视中枢兴奋。用灯光和食物分别刺激狗的时候，灯光只引起狗对光的刺激有反应，抬起头来看灯光；而食物却引起狗分泌唾液。表明这2种刺激不同时作用在狗的身上，灯光对唾液的分泌丝毫没有联系。但是，用灯光和食物同时刺激狗时，在狗的大脑皮层中同时产生了2个兴奋中心：一个兴奋中心在视中枢；一个兴奋中心在唾液分泌的“代表点”里。起初，这2个兴奋中心并没有机能联系，当灯光和食物2种刺激结合起来反复多次之后，大脑皮层里的这2个兴奋中心所产生的兴奋，在沿各自相关神经通路传导的同时，也都沿各自相关的经络通路向远方传导。当2个兴奋中心之间的经络通路“拓通”之后，就建立了暂时性的“经络”联系,这种暂时性的经络联系建立起来之后，单独的灯光刺激所引起的视中枢的兴奋，可沿刚拓通的经络通路传导至唾液分泌中枢的“代表点”,引起“代表点”兴奋。然后由“代表点”的兴奋传导至延髓中的唾液分泌中枢，从这里再将兴奋沿传出神经传导至唾液腺，致唾液腺兴奋，于是，狗虽然没有吃到食物，唾液腺也能分泌出唾液来。

“人体三通路与生物电传导”认为，神经末梢部位（经穴）既是神经通路的转换站，又是经络通路的接力点。因此，外周受刺激产生的兴奋，在沿有关传入神经向高级中枢传导的同时，也沿有关经络通路传导。所以，建立条件反射并不一定需要大脑皮质，因此暂时联系形成的部位也不一定在大脑皮质，有人甚至在单一神经元的突触后电位的活动中，也看到类似暂时联系因强化而形成的现象。

六、“睡眠做梦”原理

依据“人体三通路与生物电传导”可以解释：“睡眠做梦”原理。

“睡眠做梦”是人体生理活动的一个不可缺少的组成部分，对防治疾病尚有一定的积极意义。传统医学对此早有深刻认识。

《灵枢・淫邪发梦》中载：“阴气盛，则梦涉大水而恐惧；阳气盛，则梦大火而燔焫；阴阳俱盛，则梦相杀。上盛则梦飞，下盛则梦坠；甚饥则梦取，甚饱则梦予；肝气盛，则梦怒；肺气盛，则梦恐惧、哭泣、飞扬；心气盛，则梦善笑、恐畏；脾气盛，则梦歌乐，身体重不举；肾气盛，则梦腰脊两解不属。凡此十二盛者，至而泻之，立已。”

《灵枢・淫邪发梦》中载：“厥气客于心，则梦见丘山烟火；客于肺，则梦飞扬，见金铁之奇物；客于肝，则梦见山林树木；客于脾，则梦见丘陵大泽，坏屋风雨；客于肾，则梦临渊，没居水中；客于膀胱，则梦游行；客于胃，则梦饮食；客于大肠，则梦田野；

客于小肠，则梦聚邑冲衢；客于胆，则梦斗讼自刳；客于阴器，则梦接内；客于项，则梦斩首；客于胫，则梦行走而不能前，及居深地窌苑中；客于股肱，则梦礼节拜起；客于胞直，则梦溲便。凡此十五不足者，至而补之立已也。”

“人体三通路与生物电传导”认为：具有生命的人体内，存在有沿脉管通路、神经通路和经络通路的生物电传导。经络通路占有机体“脉管外体液部位”“神经末梢部位”为经络之经穴。经穴——神经末梢部位，既是经络通路的“接力点”，又是神经通路的“转换站”，经络一路生物电在传导过程中，沿途可激发有关神经通路传导，从而使高级中枢参与并调节着这个过程。基于这一认识，我们说日常生活中，机体内外无数的各种各样的刺激，使大脑神经元广泛兴奋。在睡眠过程中，由于大脑神经元的抑制不平衡，部分处于兴奋状态的大脑神经元所产生的负电位，可向周围放散传导，当然也沿经络通路传导。在沿经络通路传导过程中，沿途又激发了有关神经元发生兴奋，这便是做“梦”的过程与记忆。

在睡眠过程中，来自体内病变的信息，也会不断送入脑中，致相关神经元发生兴奋，并寄于“梦境”之中。因此，梦的内容往往成为发病前的一种客观征兆。

“睡眠做梦”是机体的保护性自我调整，故人不可无梦。临床上，那些患有“精神障碍”的病人，大都有长期失眠而无梦的病史。

人的各项生理活动，如果不能作出合理的解释，就可说明其《生理学》尚不完整。从“人体三通路与生物电传导”认识“睡眠做梦”，不仅能防治疾病，还可走出“梦境”的心理困惑，增进健康。

其实，“睡眠做梦”原理，早在《黄帝内经》中就已阐明，只是所用的名词术语不同而已。《灵枢·淫邪发梦》中解释说：“正邪（事物）从外袭（刺激）内，而未有定舍，反淫于脏，不得定处（传统医学将大脑功能归属五脏），与营卫俱行（营在脉中，卫在脉外，沿脉管通路与经络通路传导），而与魂魄飞扬（大脑神经传导），使人卧不得安而喜梦。”

七、其他谜团

依据“人体三通路与生物电传导”可以解释经期同步现象，俗称月经传染，在室友、姐妹、母女甚至同事之间，或许不少人有过经期同步的亲身经历。1971年心理学家McClintock在著名科学期刊《自然》上发表了自己的研究，称同屋居住的女性会出现月经周期趋近的现象。

所谓月经“传染”，乃人与人之间的电磁感应现象，这如同气功保健，集体练功要比单独练功效果快一样。

天气变化时，大气中带正负电荷的大气分子会出现移动和其他变化。由于不同电荷互相吸引撞击，产生一系列电磁现象和电磁波，可使人体细胞内外存在正负电荷的电位差。正常人对这种电位差能始终保持着平衡，而关节炎患者由于局部毛细血管和组织发生了变化，就会释放出一些炎性物质，使得神经末梢受压迫而产生酸胀感。虽然气温、气压、湿度等要素变化可引起关节疼痛加重，但这些变化都没有电磁波快。

所以，往往当时的天气还很晴朗，而异常的电磁波已把天气变化的信息传递过来，这就是关节炎患者往往在天气变化之前就开始出现疼痛的原因。

由此联想到：地震时，有些动物纷纷出洞之异常现象，乃震源发布电磁波的缘故。

腰腿痛患者为何要用“离子贴”？

“离子贴”这种疗法采用的是现代物理学离子堆积技术，在高分子材料核心膜上形成离子堆积层，制成一种超薄柔软的贴膜，紧贴于病痛部位，能神奇地持续48小时对病变部位产生生物刺激效应，形成表面电位值高于1600SEV的离子感应场,进行定位感应治疗，抑制老化、钙化等异常细胞增生，激活良性细胞，同时能软化消除增生部位“突出物”，修复腰椎间盘突出部位“微创口”，从而达到治痛的目的，促进颈椎、腰椎等骨关节部位正常功能的恢复。

腰腿痛患者用“离子贴”,显然是人体生物电疗法。

经典的龋病病因机理的理论是1890年美国Miller提出来的“化学细菌学说”。他认为细菌（菌斑）分解滞留于牙面的糖产酸，酸可以使牙齿局部脱矿破坏成洞。虽说此研究发现了致龋的主要细菌——变形链球菌，而且证实了致龋的微环境——牙菌斑，但对这些细菌是如何致龋并形成龋洞的，至今没有结论。经过100多年，众多研究者多方努力，但一直未有人能用酸在实验室制造出类似临床的龋洞来。

1987年专家们用精密的牙齿表面电位测试仪在临床上发现龋变表面存在着氧化还原（Eh）负电位。研究发现，如果按龋病充填治疗的要求，将龋洞内龋变组织去除，则原有的负电位极显著地减小，基本达到健康牙面的水平。

这些事实说明，龋病的存在和发展，伴随着氧化还原电位（Eh）的变化，存在着生物电化学的原电池现象。龋变部位为原电池的阳极，有强氧化作用，即有过多的电子可以形成电子流，通过龋变下的牙体硬组织向牙髓及机体其他部位传导。由于电子流在通过有机体这种离子导体时会产生强烈的氧化腐蚀作用，所以龋病沿着电子流通向牙髓的方向发展，不断腐蚀破坏以化合物为主的牙体硬组织，逐渐形成起始于牙面、朝向牙髓的龋洞。由于生物电子流的刺激，在龋病发病早期即可引起相应的牙髓病变，直至最后穿通牙髓，引起牙髓发炎、坏死。

新的理论对开拓新的龋病防治方法有一定的指导作用：按照化学细菌学说，龋病是由酸腐蚀引起的，预防的原则是“抗酸”。而按照生物电化学理论，龋病是由细菌产生自由基诱发 Eh 负电位，产生电子流腐蚀引起的，预防的原则应该是“抗电”。即通过控制致龋菌、抑制自由基产生、消除 Eh 负电位、增大牙齿表面的电阻等对策防治龋病，甚至可以将工业上的许多抗电化学腐蚀技术引入口腔医学。

“虫牙”形成的原因，乃牙体表面首先产生了“损伤电位”。

放射源发出的电离辐射确实对人体的各个系统都会产生不同的影响。它可造成白细胞及血小板减少，引起再生障碍性贫血；影响胎儿的发育，引起死胎、流产；影响生殖系统，造成暂时或永久性不育；大剂量的照射可引起死亡；远期影响可产生致癌作用，引起白血病等恶性肿瘤；引起遗传性疾病，等等。特别值得注意的是，铯遇水会发生剧烈爆炸。

由于放射源产生的电离辐射是看不见、摸不着的，一旦发生丢失或被盗，就会在社会上引起恐慌，甚至骚乱，严重影响社会的稳定。其产生的危害要远远大于对人体本身的损害。

放射源的危害，首先损伤的是人体内生物电正常有序传导。

科学家们研究分析指出，太阳活动对地球上大气运动有着十分重要的影响。太阳活动期间，其光辐射和微粒辐射十分强烈，并可引发地磁干扰。这对那些体内平衡失调，恢复能力差的老弱患者来说，是危险的刺激诱发因素。它可以使血液、淋巴细胞和细胞原生质的不稳定胶体系统电性改变，引起胶体凝聚，加速血栓形成，亦可影响血液中的白细胞数量。北极圈内因地磁活动，会使高纬度局部地区的心脏病发病急剧增多。宇宙射线和臭氧层空洞面积的增大，会刺激癌细胞生长，还使肺结核病情加重。太阳活动可能诱发心绞痛、脑血栓、心肌梗死、动脉粥样硬化等病症，还会削弱人体的防御系统，使免疫功能下降。

太空飞行会对航天员的身体带来哪些影响，如何在特殊的太空环境中更好地保护航天员的健康，成为公众关注的焦点。

人体脱离地球重力环境后，随着时间的延长，心脑血管的相关机能也随之改变，肌肉会逐渐萎缩，肌力下降，时间再长，骨骼系统也会发生变化，包括代谢的变化和骨骼结构的改变，这些都会对人体的正常机能造成不利的影响。

航天员在“失重”环境中，需要保障人体内生物电有序传导。各种防护及体育锻炼，即是维护、调衡人体三通路，保障生物电在人体内有序传导的。

如何通过锻炼促进生物电在人体内有序传导？

首先，航天员需要全方位协同高效对抗失重环境。据了解，中国航天员科研训练中心航天医学基础与应用国家重点实验室针对失重防护开展了大量的实验，包括地面60天头低位卧床实验、女性30天头低位卧床实验和人体相关验证实验，从而最大限度降低机体心血管功能和运动能力的下降，延缓肌肉萎缩进程，维持航天员在轨工作能力。

其次，建立全程医学监护严密观测，并以相关中药辅助，维持航天员的正常心率，降低血氧浓度，提高抗疲劳能力，促进睡眠和立位耐力。

最后，营造健康生活“微环境”至关重要。神舟九号飞船发射前，科技人员已经完成了对天宫一号载人环境的安全性评价、分析和确认，确保了天宫一号的载人环境能够保障航天员的安全、健康和工作能力。

为什么针灸能抗氧化？

对近年来针灸抗氧化作用在心血管疾病、神经系统疾病、消化系统疾病等疾病的研究进展加以总结。

研究表明，针灸可以提高抗氧化酶活性，减少自由基的产生，增强机体抗氧化能力。

针灸抗氧化是针灸强化了人体“经络通路”传导，从而达到调衡人体三通路及生物电有序传导。

人体内存在有脉管通路、神经通路、经络通路生物电传导，三者相互联系、相互制约，协同完成生命的新陈代谢、信息传递和机能调整等作用。故呵护人体三通路，保障生物电在人体内正常有序传导，乃生命细胞最佳生活条件。强化生存斗争，提高适应能力，细胞不会恶变，外邪亦不易侵犯，是传统医学中“正气存内，邪不可干”的理论实践，是提高人体免疫力，防治疾病，人人可行的具体保健措施。

综上所述，“人体三通路与生物电传导”乃古典“经脉”的现代表达。解释人体种种生命现象，影响或保障人体健康的途径通过“人体三通路与生物电传导”而发挥或实现，由此可以得出结论“现代生理学不可缺少经络经穴”。

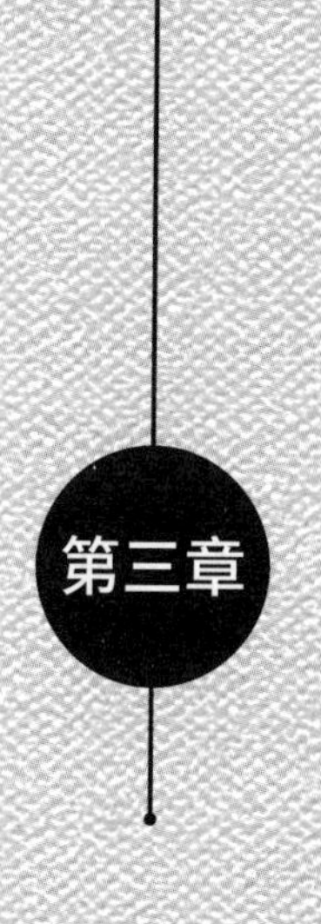

第三章

人体三通路与生物电传导针灸

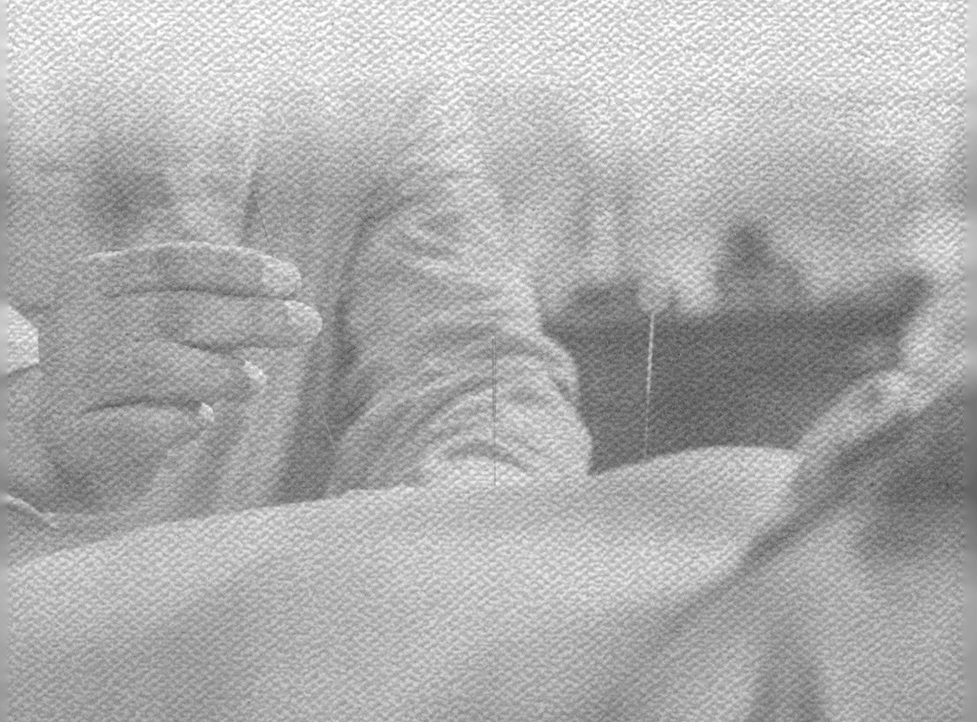

无论机能调整还是镇痛，针灸疗法的作用都可以通过人体三通路实现。贺氏针灸“三通法”（微通法、温通法、强通法），主要是从经络通路和脉管通路调治的；平衡针的“三快针法”（进针快、找针感快、出针快），主要是从神经通路着手的；程氏三才（天、人、地）“进针法”，则是为得气迅速（寻神经末梢求感觉）而立的。由于脉管、神经和经络三者密切关联，针灸时，常触一而及其二，因此，不管从哪一通路下手，都是“三通路”协同作用的结果。受历史条件限制，古人将“三通路”谓之“经脉”，故《灵枢·经脉》中评价说：“经脉者，所以能决死生，处百病，调虚实，不可不通也。”

三通路针灸，按人体解剖结构，分为“找脉管、求神经、循经络”之清楚的概念指导临证。临床先辨析病症的主要矛盾在哪一通路，然后决定：或找脉管，或求神经，或循经络。中西医结合，传承创新的三通路针灸，应明确机制，指导临证；应与国际接轨，推向世界。

下面，按人体“三通路”，结合笔者的临床经验和众家经典，不论急性病、慢性病、疑难症、罕见病等，皆可展示针灸疗法的优势。

一、找脉管

祛病找脉管，临床最常见，

刺血或输液，通利则为妥。

一定“质、量”的血液，在脉管中正常运行是生命的根本。

临床上，常通过脉管达到给药见效快的目的，还可通过脉管进行营养补充，是治病救人的主要途径之一。在针灸临床上，常用三棱针或粗毫针刺破皮肤浅表部或小静脉，放出少量血液，达到祛瘀消肿、散热解毒、活血止痛等效果。刺血可以单独应用，又可与拔罐等其他疗法配合应用，成为综合治疗的组成部分。如点刺十指端出血，配合急救高热昏厥；耳背浅静脉刺血，配合治疗急性结膜炎等。具体操作时，注意严密消毒，防止感染。

如何运用针灸治疗蛇虫咬伤？

治疗方法：用带子将患者伤口上方扎紧，速用三棱针刺其伤口和周围，再用小口火罐拔出恶血，然后用枣大艾炷直接灸伤口上五壮，继之又切五分硬币大小蒜片贴伤口处，又灸了七壮，疼痛即止。让患者继续留在医务室观察半小时，病情稳定，嘱其回家休息。在很多针灸文献中，有不少灸治毒蛇咬伤的记载，近来所阅读的上海中医学院编写的《赤脚医生手册》中介绍，在毒蛇咬伤中采用火柴烧灼伤口，能使毒素部分分解。灸灼伤口，使蛇毒中的蛋白质经高温而变性，失去其扩散的作用。但此法须在十几分钟内完成，越快越好，时间稍久，蛇毒已扩散，此法即无效。

还可以运用针灸龙眼穴放血治疗带状疱疹。

治疗取穴：龙眼穴（拇指指间关节背面两侧突起处，即大骨空两侧突起处，因形似龙眼而得名）。

操作方法：患者取坐位或仰卧位，用力屈拇指间关节，穴位局部常规消毒。选用三棱针，对准穴位快速刺出血，然后双手相对挤压穴位上下，使出血 3 ～ 5 毫升，左右同法。

带状疱疹患者一般经过 1 次治疗后即针刺第 2 天疱疹开始结痂，疼痛减轻，1 周左右痊愈，且无后遗神经痛症，有效率达 100%。

如何运用针灸治疗不明指端痛证?

症状描述：指端因不明原因间断性刺痛，常为夜间痛醒，发作时间长短不一，少则 3 ～ 5 分钟，多则 3 ～ 5 天，呈阵发性，痛后无不适，发病时间不规则，患指甲床隐现青紫色瘀斑，直径 2 ～ 4 毫米，压之不褪色。

治疗方法：患者一般坐位，惧针者仰卧位。取患肢井穴（中指取中冲、环指取关冲、小指取少泽），穴位常规消毒，押手拇指、食指分别切紧患者穴位旁两侧，刺手用一次性采血针快速刺入穴位快速出针，局部挤血，出血量以血液颜色变淡为度。隔日 1 次，3 次为 1 个疗程。

一般认为，痛证原因有二，一为气血不通，二为气血不荣。今由患者甲床内隐现青紫色瘀斑可知患者指端血瘀。瘀血阻遏气血，不通则痛。气血不能灌注指末，不荣则痛。瘀血不去，则新血不生，根据《内经》中“宛陈则除之”“血实者宜决之”，取刺血方法治疗。井穴为经脉气血发出之所，井穴刺血不但可活血化瘀、通络祛邪，还可助阴阳之气交融汇合，通则不痛，故有较好止痛作用。此法操作简便，疗效确切，值得临床推广应用。

近年，治疗“三叉神经痛”，现代医学也瞄向“找脉管”。

三叉神经痛患者中，有70%～80%为血管压迫损伤三叉神经引起的疼痛，少数患者为肿瘤继发、神经炎症损伤等所致。目前临床上使用的微血管减压手术适用于根治各种因血管压迫导致的三叉神经痛，它已经成为治疗三叉神经痛的标准术式。这种手术最大的优点就是在保证患者三叉神经完整的同时，解决血管压迫问题，真正根治病痛。

术中常能发现不仅三叉神经出脑干处有血管压迫，在三叉神经远端也常有血管压迫，甚至能看到压痕。我们认为，对三叉神经全程造成压迫的血管都应予以游离并垫离，不能仅局限于神经出脑干区的血管；对增厚粘连的蛛网膜应予以锐性分离以减轻对三叉神经及周围血管的牵拉，也就是说应做到“全程减压”。

从人体“三通路”观点看，三叉神经痛是血管压迫神经阻塞了“经络通路”，即阻塞了脉管外体液部位。解决血管压迫，就是要“疏通经络”，达到“通则不痛”的目的。

二、求神经

祛病求神经，方法妙无穷，
形色味气声，样样显神通。

神经靠血液以营养，担负着调节人体生理功能的作用。祛病求神经可概括为求大脑神经和求躯体神经。

（一）求大脑神经

形体与精神，大脑挑重任，
临床须用意，心病心药医。

求大脑神经，历代医家极为重视，临床上发挥了“针、药”莫及的奇特功效。如，以情胜情，心理疗法，音乐治疗，色彩疗法，气味治病等方法，刺激其大脑神经元，促其调节功能有序化，达到治疗目的。

1. 以情胜情

传统医学将人类的情志活动归属五脏，并从“五行制化”关系提出了“情志平衡法”。如《素问·阴阳应象大论》中说：肝（木），在志为怒；心（火），在志为喜；脾（土），在志为思；肺（金），在志为忧；肾（水），在志为恐。又说：怒伤肝，悲胜怒（金克木）；喜伤心，恐胜喜（水克火）；思伤脾，怒胜思（木克土）；忧伤肺，喜胜忧（火克金）；恐伤肾，思胜恐（土克水）。此情志平衡法，可用以防治他人之疾，亦可用以防治自身之患。金代名医张子和解释说：“悲可以治怒，以怆恻苦楚之言感之；喜可以治悲，以谑浪戏狎之言娱之；悲可以治喜，以恐惧死亡之言怖之；怒可以治思，以污辱欺骗之言触之；思可以治恐，以虑彼志此之言夺之。”后世医家还增添了些新内容，如以怒胜喜，以悲胜喜，以恐胜思等，并将这些以情胜情的治疗方法运用于临床，获得了良好效果。如《冷庐医话》中记载：有一乡户，世代当农家，其子考中进士，其父欣喜若狂而成痼疾。其子与太医商定，请人给其父发一快信，说其子已死。父亲收信后，悲痛欲绝。10天后，又收到一信说，“恰逢名医，其子死而复生”。父亲不再悲伤而旧病亦愈。

我们说，精神刺激发病与否，要看这种刺激与你关系是否重大，并决定于你对这种刺激的认识基础。

2. 心理疗法

（1）醉饮污水泻虫蛆

有一个人在亲戚家饮酒，喝得酩酊大醉，主人就把他留宿在花园的亭子里，半夜醒来，口渴得很，就把花园中石槽里的水饮了大约一碗。天明醒来，看那石槽水中，密密麻麻布满了小红虫，心中陡然吃惊，自此心中只觉得有蛆，胃部也觉得闷胀不舒，像有什么东西塞住一样。日想月疑，渐渐骨瘦如柴，饮食不进，遍寻名医，百药无效。最后求名医吴球诊治，吴球仔细地询问了起因，知道他的病是起于怀疑。于是就用红色的丝线，分开剪断，像红色的虫子，然后用巴豆2粒，和米饭捣烂，掺入红线，做成10多个药丸，让病人服用。又在便盆中倒了些水，病人一会儿就感到要腹泻。让病人在一间黑屋子里坐于便盆上，泻出的东西漂在水中，红线荡漾如蛆。然后打开窗户，病人看后认为虫已被驱下，故而疑消病愈。这个故事见于《古今医案按》，吴球用了“以因释疑”的心理疗法，采用了假物相欺，以谎释疑的方法。

(2)以渐脱敏缓惊恐

金元医家张子和，治一妇人，这位妇人在旅途中宿于楼上，夜里有盗贼行窃，吓得惊坠床下，自此每闻声响，则惊倒昏迷，不省人事。家里的人只得蹑足而行，不敢发出声响，经一年多而不痊愈，遍访名医，皆作心病治疗，用人参、珍珠、定心丸无效，最后请子和治疗。张子和详细地询问了病情，让2个侍女搀着病人的双手，按在高椅子上，在她的面前放一张小桌子，子和说："妇人请看这里"。然后，用一块木头猛击桌子，病人大惊，子和说："我用木头击打桌子，你怕什么？"等了一会，又击桌子，病人的惊恐就轻了一些，又停一会，连续击3～4次，又以棍子击门，又暗地遣人击打窗子，这个妇人也渐渐地不惊恐了。徐徐惊定，问子和："你这是什么治法？"子和说："《内经》中说：惊病用平的方法治疗，平就是常，平时经常见的东西必然不惊恐。"夜里又让人击打门窗，自夜里一直敲打到天明，自此以后，就是听到雷声也不惊恐了。此故事见于张子和的著作《儒门事亲》。在这个故事中，张子和就是应用了"以渐脱敏"的治疗方法，巧妙地把致病原因转化为治疗手段，让患者习惯接触有害的刺激因素，提高适应能力，使之不再对该刺激因素发生敏感。这可以说是世界上最早提出的

“精神脱敏”疗法。

3. 音乐治疗

国外有位神经性胃病患者，吃了不少药，病情都不见好转，后请一位名医诊治，这位医生仔细检查后给他开了一张别出心裁的“药方”，叫他购买一张德国古典作曲家巴赫的音乐唱片，并嘱咐每日三餐饭后都要赏听一番。病人遵照医嘱去做。不久，果然见效，病人感到症状消退，胃口大开。

中国音乐治疗学会副理事长、中国音乐学院副教授张鸿懿说，音乐治疗是融医学、心理学、音乐美学、物理学为一体的一种跨学科的治疗技术。音乐治疗要遵循“同质原理”，即所用的乐曲要与被治疗者的情绪、节律同步。当人悲痛欲绝时，可配合其心境给予悲哀情调的乐曲，这样可使患者的悲哀得到认同与缓解，之后逐步将音乐由悲伤转为平静，然后再慢慢过渡到较为振奋的乐曲……我们平时接触到的音乐多是艺术音乐。艺术音乐也可起到调节人们心理情绪的作用，但严格说来，艺术音乐和治疗音乐是不同的。对于医学实践而言，每一位患者都有一个相对固定的生理紊乱状态或心理偏激状态，要想纠正，就必须用相应的音乐作品，并保持一定的刺激时间、刺激量。比如说，高血压患者的心理状态是烦躁、焦虑，《梁祝》前一段舒缓柔和的乐曲可使其平静，而中后部的“抗婚”等乐段表现的沉重、激奋、无奈的情绪，会导致病人更紧张，加重病情。艺术音乐，有一些是风格、情调自始至终一致的，如《二泉映月》，但这类音乐的时间过短。据心理学原理，患者心理状态的纠正，需要用相同风格的音乐环境反复熏陶半小时以上。

4. 色彩疗法

人类生活的空间，是一个由不同波长的光在物体上反射而形成的色彩缤纷的世界。自然界的五颜六色不仅丰富了我们的感官世界，还能对人体的心理与生理机能调节起到微妙神奇的影响。巴黎的安普瓦兹巴瑞医院的实验便证实了这种看似神秘的疗法的科学性。院方将病房分为以红色为主色和以粉红色为主色2种，结果表明，心脏病患者90%在红色病房内会产生心跳频率增高的反应；反之，在后一种色彩的病房中则会很快令心率趋于正常。美国加利福尼亚州的一所感化院汲取色彩疗法的科学性，将一些行为特别粗暴的受管教者，关在刷成粉红色的小屋内，不出几天，他们之间彼此像公鸡般斗殴的劣行便明显减少。更富戏剧性的是，原本为落魄失意、厌世悲观者经常出入之地的英国伦敦黑教士桥，自从被市政当局重新修缮而粉刷成绿色后，从此桥上自杀的人数竟降为原来的一半！

5. 气味治病

《科技日报》中载："人体气味可治病"。

母亲能在一大堆衬衣中，嗅出哪件是自己孩子的；新生婴儿一直由母乳喂养，突然更换奶妈，会因气味不同哭闹不休，拒绝吸吮；有经验的医生在查房时，能立即说有伤寒病人或肝炎病人来过，使在场人大吃一惊，然后他解释说伤寒病人散发出一种轻微的烤面包味，肝炎病人也能散发一种特殊气味。

人体发出的气味有的可以用来治病，如有男朋友的女孩子，其月经期常比没有男朋友的女孩子要缩短，因为男子常从腋下分泌一种带有麝香味的雄甾酮。但他们中 50%～60%的人是闻不到的，可是这一气味对女性却十分敏感，科学家曾用海绵块从男性腋下收集气味，然后混合酒精并涂在女性上唇，奇妙地治好了月经不调。还有的科研者用同样的方法把收集的女性体味涂在月经期不同的女性上唇，这些妇女的经期会逐渐趋向一致。

（二）求躯体神经

求躯体神经，是直接针灸与疾病相关的神经丛、神经节或神经干，达到重新发挥其正常调节作用的目的。

如针刺“蝶腭神经节”治疗鼻炎：

针刺一侧穴位，对两侧鼻腔都能起作用。一般每周针一次，每次一侧，交替进行，多数病例在 3 ～ 8 次后症状基本好转或消失。当然刺不中蝶腭神经节，效果就不好。针刺手法是点刺，病人可有瞬间即逝的放电、喷水或齿痛感。

平衡针灸治疗软组织伤，直接对神经干或特殊反应点（区）进行刺激，使大脑痛阈升高，针刺造成的良性刺激经外周神经的动脉类粗纤维由后根的内侧部进入脊髓，经薄束和楔束上行，在脑干下部与薄束核和楔束核发生突触联系，从而阻断痛觉在中枢的整合。其次，由于针灸针直接刺激神经干、特殊反应点（区），造成的刺激强度大，大量消耗了神经递质，也可阻止痛觉在脊髓后角的换元，从而达到强止痛效果。

三、循经络

祛病循经络，传统方法多，

十四经络穴，临床常用它。

循经络是中医针灸的特色。现代研究表明：经络通路占有机体“脉管外体液部位”“神经末梢部位”，为经络之经穴。由此可知：经穴—神经末梢部位，既是经络通路的接力点，又是神经通路的转换站。其布局好比交通“十”字路口，若一方持续通行，另一方势必受阻。所以，针刺经穴行较短时间的弱刺激，可激发有关神经通路传导，达到兴奋作用；针刺经穴行较长时间的强刺激，可强化其经络通路传导，从而干扰或阻断有关神经通路传导，达到抑制作用。

自 1998 年至 2004 年，临床学上用强刺激久留针手法治疗痛证的即时及近期疗效，取得了较好的效果。在针灸治疗急性疼痛性疾病时，除辨证选穴外，如果更好地应用针刺手法，可以提高疗效。经络气血不通是导致各种痛证发生的根本原因，而通调经脉是针灸治疗的目的，也是针刺手法的根本。强刺激、久留针、大频率能产生较强的抑制效应，使疼痛消失。

针灸治疗偏头痛方案大多无急性、预防的明确划分，相同的取穴可以应用于偏头痛的各个时期，只是在刺激强度上有所差异。发作期为达到迅速、明显的即时镇痛效果，往往在毫针刺的基础上配合电针、放血等较强的刺激。

缓解头痛效果最好的针刺方案组合均为：毫针刺法（局部 + 远端 + 辨证取穴）+ 耳穴电针 + 放血（太阳紫脉或太阳 + 阿是穴）。

历代针灸治疗偏头痛以胆经选用频次最高，且具体腧穴选用上既有病位局部腧穴，又有病位远端的四肢腧穴。从针灸治疗偏头痛的腧穴运用频次统计来看，历代都非常重视阳经腧穴的选用，其中又以少阳经脉的风池、丝竹空和率谷使用最为频繁。从特定穴选用的类别看，除了重视头部经气相贯相交最为集中的交会穴外还重视选用肘膝关节以下的特定穴，如原穴、络穴、八脉交会穴和五腧穴。侧头部为少阳经脉循行之处，偏头痛的发作很大程度责之于少阳经脉失养、少阳经脉经气阻滞不通所致。根据“经脉所过，主治所及”的基本规律，应选用少阳经的穴位治疗。

上述表明：“循经路”是针灸治疗偏头痛的规范和标准。

近年兴起的小针刀软组织松解术，其机理，即是达到疏通肩部的经络，因为经络通路是“脉管外体液部位”。

由于脉管通路、神经通路和经络通路密切关联，从而形成了针灸“循经络”的3个关键：经穴选择、施术方法和针灸时机。

（一）经穴选择

1. 辨位取穴

病位明确，病情单纯可辨位取穴。临床根据其病性的不同，常采用局部取穴、反应点取穴、上下诱导取穴、对应平衡取穴、神经节段取穴等。这些取穴方法，可以单独应用，亦可配合应用。简述如下：

（1）局部取穴

身体某处有病患，就在病患处或其附近施以针灸。古人经验“酸痛取阿是”即包括此法。局部充血性炎肿不宜用此法（局部刺血例外）。

关于运用局部取穴的方法治疗尾骨端疼痛的案例并不罕见，如某五金厂工人。自述1967年初产时用产钳产下，产后尾骨端疼痛，住院月余未愈，经过X线拍片，提示为尾骨端分裂。出院后在家休养卧床半年一直未愈。后由妇产科转来会诊，1967年12月6日用艾炷灸7壮，灸后疼痛完全消失。

又一锉刀厂工人产后（第二胎）尾骨端疼痛，尤以坐后站立时更为显著，已2个多月了。经灸治7壮，一次痊愈。

宁波一女子尾骨端疼痛已数月，原因不明，经灸治7壮后疼痛消失，后因灸疤擦破出水，调换敷料数天而愈。

另有一渔轮厂男工人因不慎坐跌受伤，尾骨端疼痛，经灸治5壮，一次而愈。

（2）反应点取穴

所谓反应点，乃指体内病变反映在体表的某些部位或穴位，出现压痛或结节、条索等阳性反应物，针灸这些反应点可调治相关体内的病变。实践表明，这些反应点大都为归类要穴，如五腧穴、俞募穴、原络穴、郄穴、会穴等，皆为前人之经验总结，古今医家极为重视，成为诊察疾病和针灸施术的重要部位。

如何运用反应点取穴的方法治疗支气管哮喘?

治疗取穴：风门透厥阴俞。

操作方法：患者正坐垂肩，医者手持3寸长针，从风门进针，呈150°角向厥阴俞透刺，分段提插捻转手法，短促行针。先针一侧，再针另侧；针后在脊柱两侧针刺部位各拔火罐10～15分钟。哮喘发作时针刺，病情重者1日2次，轻者1日1次。风门、肺俞和厥阴俞位于第3、4、5胸椎旁，交感神经链的附近，为呼吸系统疾病的病理反射区，针刺或拔罐作用于这些部位后，由其所产生的刺激信号阻断了支气管病理的信号传入中枢神经系统，从而缓解了来自相应神经中枢的紧张兴奋，摆脱了神经中枢的病理优势，消除了支气管肌肉的长期痉挛状态。笔者在临床上发现，有些支气管哮喘患者在第1～8胸椎两侧与肩胛骨之间，可出现以下几种阳性反应：①自觉该部酸沉肿胀；②局部有冷感；③肺俞或其他穴部位有压痛；④距脊柱两侧 0.3 ～ 0.5 厘米处有条索状结节物。视上述反应特点，分别相应地采用针灸、拔罐、艾灸、刮治或挑刺等方法治疗，都能获得一定的止喘作用。

（3）上、下诱导取穴

由于脉管、神经和经络三者密切关联，故可根据病情循经络上、下诱导取穴。在病灶上部针灸，可诱血上行，为上诱导；在病灶下部针灸，可诱血下行，为下诱导。一般说来，属实、热（机能亢进）的病症，可循经络取病灶下部的穴位以抑制之；属虚、寒（机能衰退）的病症，可循经络取病灶上部的穴位以兴奋之。此法《黄帝内经》中早有指教。如《灵枢 · 阴阳二十五人》中载："气有余于上者，导而下之；气不足于上者，推而扬之。"

上、下诱导取穴，除单纯取上或单纯取下外，尚有复取上、下或复取下、上。

复取上、下：凡一疾患，病性属实、热，可先取其上部（刺激力量须轻微，不施补泻或施以触刺，仅醒神经），后刺其下部（刺激力量须加强），以达强抑制之目的。此亦前人之经验，如《席弘赋》中说："咽喉最急先百会，太冲照海及阴交。"其意可谓：急性咽喉炎是实热证候，先刺其上部百会穴，以激微兴奋作用，继刺其下部的阴交、太冲、照海，以收强抑制作用，从而达到治疗目的。

复取下、上：凡一疾患，病性属虚、寒，可先刺其下部（刺激力量须轻微，不施补泻或施以触刺，仅醒神经），后刺其上部（刺激力量要加强），以达强兴奋之目的。此亦前人之经验，如《百症赋》中说："目觉𥉂𥉂，急取养老天柱。"目觉𥉂𥉂，指视觉不清，是目部供血不足，营养缺乏所致。为了激血上行，改善目部营养，可先取手部的养老穴，继取颈项部的天柱穴。"养老"系小肠经郄穴，小肠经至目内眦和目外眦，复取二穴，自下而上，有治疗目觉𥉂𥉂之症。

至若寒、热并见，虚、实相兼，则上、下并取，或局部、诱导相结合，对于此，前人亦有示例。如《百症赋》中有："脱肛趋百会、尾翠之所。"百会、尾翠，皆督脉之穴，一居肛门之上，一居肛门邻近，可谓局部、上诱导相结合。

现代临床上，亦多采用局部、诱导相结合的方法。如以双侧定喘、尺泽为主穴，采用针刺、拔罐、穴位埋线综合疗法治疗支气管哮喘 48 例，痰热型有效率为 97%，而风寒型有效率仅为 83%，表明痰热型的治疗效果优于风寒型。认为尺泽临床上多用来泻热。可谓实热证宜局部、下诱导相结合。

总之，上、下诱导取穴甚为重要，临床须仔细辨证，审慎从事，勿犯虚虚实实之戒。

如何通过针灸治疗休克病症？

治疗取穴：人中、内关。

操作方法：患者仰卧，头部放低。人中用提插捻转手法，内关用捻转手法，持续行针至血压回升、四肢转温后起针。中医文献中用针灸治疗本病的记载很多，先秦时期名医扁鹊“针取三阳五会”治愈虢太子尸厥症，“有间太子苏”后成佳话流传于世。笔者每遇休克病人，均用上方而获效。人中能通关开窍，内关能调节心脏功能，促进血液循环，故治疗本病有良好效果。

如何运用针灸缓解病人肛门部手术后的剧痛？

治疗取穴：主穴取束骨，配穴取然谷。

操作方法：进针后施以强烈捻转，留针 30 ～ 60 分钟。

（4）对应平衡取穴

人体十二经络，左右贯通；任、督二脉，前后贯通。根据“天平”原理，采用左右、前后、上下、左右交叉对应取穴，对一般扭伤、经络病痛等，可速达调衡疗疾之目的。《黄帝内经》中的缪刺、巨刺，即属此法。

如何运用平衡取穴缓解坐骨神经痛？

治疗取穴：与患肢压痛对称的健侧部位。

操作方法：取伏卧位，患者下肢伸直。医者用拇、食二指腹面沿坐骨神经分布区域由上（承扶穴）而下（昆仑穴）推压，重点推压大腿后外侧、腘窝外侧、小腿后外侧及臀和腰骶部位。健侧与压痛点相对的部位为针刺点，针刺深度决定于针刺部位的结构组织特点，一般肌肉丰满部位可刺深些，反则可浅刺，捻转手法，留针 30 ～ 60 分钟，10 ～ 20 分钟行针 1 次，同时在患肢臀部、大腿及小腿后外侧部位拔火罐 10 ～ 15 分钟。1 日 1 次，10 次为 1 个疗程，疗程间隔 3 ～ 5 天。笔者在临床上观察到有些坐骨神经痛患者，在局部针刺效果不明显，而在健侧与压痛点相对部位针刺却能收到良好疗效，这可能是因为二者在相同的水平进入脊髓，健侧持续针刺所产生的信号，抑制了病变刺激所产生的信号传入大脑皮层。

如新闻报道中一男子在大街上卖菜，行走时忽然发现在大街上横行。警察拉着他叫他端正着走，但他不能端正走，最后警察将他送去就医。经检查发现是督脉受病，不能主身之平衡所致，经针人中、后溪两穴，先补后泻，起针后，行走端正，稳健如常，数年来未犯此病。

（5）神经节段取穴

脊髓两旁是体躯神经同内脏神经的吻合处，正当“经穴”部位。故内脏疾患可在相应节段取穴治疗。此法,《黄帝内经》中亦有相关阐述。如《灵枢·杂病》中载：“心痛，当九节刺之，不已，刺按之，立已，不已，上下求之，得之立已。”

后世医家亦积累了不少经验，如《玉龙赋》中说：“老者便多，命门兼肾俞而着艾。”其意可谓：老年人小便频数，夜尿多。或小便失禁，多由肾气不足，命门火衰，下元虚寒，气虚不摄所致。命门、肾俞均是相应节段穴位，艾灸二穴，可振奋肾与膀胱机能，达到疗疾之目的。

因此可以通过针刺治疗冠心病心绞痛病症。心绞痛为阵发性发作，每发作则沿手少阴、厥阴经脉疼痛，心胸痞闷，如重压感。舌质紫暗、苔薄白、脉沉弦。观其脉症，为气滞血瘀，胸痞疼痛，法当活血化瘀，通络止痛。取内关配心应（背部第 5 胸椎棘突下旁开 5 厘米，刺时针尖向内下方斜刺，进针约 0.8 寸），施中度刺激，针 15 ～ 30 分钟，疼痛即刻缓解。主穴为心俞、厥阴俞或这两个穴内部的夹脊穴，恰好相当于支配心脏的交感神经节或节后纤维的部位，膻中穴位于第 4 胸椎脊神经节段，与支配心脏脊髓交感神经处于同一节段。内关与心平穴（少海穴下 2 寸）位于正中神经与尺神经附近，在节段方面也和心脏交感神经有联系，且这 2 条神经所含的交感神经纤维也较多，因此刺激这些穴位，可以通过体表内脏反射的作用原理，调整原来已经损伤的交感神经系统功能，而使其重新恢复平衡。其调整途径可能有 2 种：一种是使冠状动脉扩张，增加冠脉血流量，使心肌得到较充分的氧供应；另一种是使冠心病病人的长期交感神经兴奋状态得到纠正，周围血管的紧张状态得到缓解，心脏排出阻力降低，从而减低了心肌耗氧量。无论通过哪一个途径或通过这 2 个途径，都能改善心肌的氧需求与冠状动脉含氧血供应之间供求关系的失调，使其达到平衡，因而使心绞痛缓解，心电图改善，心功能好转。

2. 辨证取穴

病情复杂，或表现全身症状者，可辨证取穴。辨证取穴是中医针灸的特色，《黄帝内经》中早有记载。如《素问 · 痿论》中载：“论言治痿者独取阳明何也？

岐伯曰：阳明者，五脏六腑之海，主润宗筋。宗筋主束骨而利机关也。”故针灸治疗痿证有“独取阳明”之说。

现代临床上，亦多应用辨证取穴。如通过针灸治疗流行性感冒，取穴：体温在38.1℃以上者，取大椎、合谷（双）、足三里（双）；体温在38℃以下者，取大椎、合谷（双）。操作：均为强刺激，不留针。大椎、合谷各刺入5～8厘米；足三里刺入2.5寸。针感以大椎麻至腰部，合谷麻至肩部，足三里麻至趾部为度。每日针治1次，一般只针1次，少数患者针2～3次。

近年来，临床学上针对针灸治疗周围性面瘫一直存在不同看法。周围性面瘫针刺治疗介入时机，中西医学界一直存在不同意见，主要问题集中在周围性面瘫急性期能否进行针刺治疗。现代医学学者在临床治疗中认为面瘫急性发病期因炎性水肿渗出，不宜早期针灸治疗，提倡发病后5～7天再进行治疗为宜，主张早期用西药抗炎、抗病毒疗法。而中医学学者，尤其是针灸学者认为，面瘫早期针灸治疗是最佳时期。中医认为，周围性面瘫主要是受风寒气血闭阻而发病，而针灸具有运行气血、疏通经络、扶正祛邪的功能，从而可以及时地改变局部血液循环，促使局部水肿、炎性反应消退，以免面神经进一步受损。动物实验证实发展期针刺可提高周围性面瘫大鼠面神经传导速度，说明针刺对损伤面神经的恢复具有积极意义。

依据人体布有三通路（脉管通路、神经通路和经络通路），周围性面瘫针刺治疗介入时机，当然是愈早愈好，因为针刺是疏通经络而不是触伤神经。

针灸治疗周围性面瘫的方法颇多，有针刺、艾灸、电针、拔罐、穴位贴敷等，有局部取穴、远端取穴、头部取穴、夹脊痛点取穴等，各有效验。但其作用机制均是：脉管营养、神经传导、经络调控之三通路协同作用的结果。

同一病情，因其治疗方法不同而有不同结果。如：当病变的面神经局部经受过重的电刺激或者过频的、过强的震颤，也会促使面神经完全变性，很有可能出现患侧的口眼联动、挛缩、痉挛等后遗症。

同一治法，因其病情不同而有不同效果。临床上，轻症 / 轻度面瘫大多具有自愈性，而重症 / 重度面瘫则治疗康复较为困难，即使在临床上采取了及时、合理的治疗措施，部分重症 / 重度面瘫患者仍可能会遗留有后遗症或出现不同程度的并发症。在临床上，重症 / 重度面瘫的早期表现具有以下特点：一是在面瘫的早期多合并明显的眩晕；或合并乳突部或耳部的剧烈疼痛；或先出现面瘫又出现耳部疱疹（Hunt 综合征）。二是在面瘫的早期患侧的上眼睑明显下垂，闭目时上眼睑运动微弱；鼻翼塌陷，人中沟明显斜向健侧；口角明显歪向健侧并患侧口角明显下垂，示齿患侧上下牙齿无外露，张口时口型呈明显斜卵圆形。三是重度面瘫早期所表现的临床证型多为热盛型、湿浊型和血瘀型。所以，在临床上一定要注意周围性面瘫与核性面瘫的辨别，不可以草率地、不加以鉴别地作出临床诊断。周围性面瘫有无同侧展神经麻痹和对侧肢体轻瘫，是临床鉴别周围性面瘫和核性面瘫的要点，头颅部的 MRI 或 CT 脑干薄层检查是鉴别周围性面瘫和核性面瘫的影像学诊断依据。

针灸治疗面瘫的施治方法：

治疗取穴：以翳风穴为主，配以颊车、地仓、人中、承浆、攒竹、四白、合谷穴，体弱者配足三里穴。

操作方法：①对翳风穴的刺法及其触诊：面瘫患者，多在翳风穴有压痛，若触诊翳风穴似有物堵塞感时，则提示病情趋向加重。伴随治疗，翳风穴压痛逐次减轻，局部触诊松软，则面瘫也要好转或接近痊愈。针刺翳风穴时，针尖须向鼻尖方向进针，刺到 1.0 ～ 1.5 寸深时，以患者有酸麻胀感并扩散到面部为度。主要用泻法。②针刺配穴时主要用平补平泻法，刺后对于患侧如眼睑周围、唇角、眉头眉梢、额颊部使患者自行按摩，务期使各部皮肤发热。每日针刺1次，10次为1个疗程。

一般在治疗3个疗程后，患者面部表情可恢复正常，无自觉症状者为痊愈。面部表情基本恢复正常，讲话或笑时唇角微现歪斜者为显效。治疗后面部表情及自觉症状无改变者为无效。

针灸治疗偏瘫也具有一定的功效，诊治偏瘫，首先要明确其主要矛盾在哪一通路，或找脉管，或求神经，或循经络。

中医根据对中风病因病机的认识，选穴以“开窍启闭”改善元神之府——大脑的生理功能为主，以疏通肢体经络之气为辅。主穴：内关、人中、三阴交；副穴：极泉、尺泽、委中；吞咽障碍加风池，手指活动障碍加合谷。因人中为督脉，手足阳明之合穴，督脉起于胞中，上行入脑达巅，故泻人中可调督脉，开窍启闭以健脑宁神；内关为八脉交会穴之一，通于阴维，属厥阴心包经之络穴，有养心安神、疏通气血之功；三阴交系足太阴脾、足厥阴肝、足少阴肾经之交会穴，有补肾滋阴、生髓的功能，肾主精、精生髓，脑为髓海，髓海有余则可促进大脑生理功能的恢复。经基础实验证实：穴位中的人中、三阴交可明显地促进脑血循环，增加脑灌注量及血管弹性；内关穴不仅可调节心脏功能，使心肌收缩力加强，每搏输出量增加，而且在改善心脏功能的同时增加脑灌注量；三穴相伍可促进神经组织代谢和修复，进而改善大脑生理功能，起到“醒脑开窍”的效果。

偏瘫康复期针灸治疗：

治疗取穴：肩髃、臂臑、曲池、手三里、外关、阳溪、中渚、髀关、血海、足三里、阳陵泉、阴陵泉、悬钟、三阴交。

操作方法：穴位皮肤用75%的酒精常规消毒后，选用毫针实施针刺。进针后平补平泻，并嘱患者调匀呼吸，全神贯注以运气活血，适量活动或以意念想象患肢的活动。得气后接电针仪，选择频率为1/50赫兹疏密波，刺激强度以患者能耐受为度。留针25分钟。出针时常规压迫针孔，以防出血。频率为每天治疗1次，每周治疗6天，1个月为1个疗程，1个疗程后观察疗效。

由神经解剖学知识得知，从中央前回发出的神经纤维存在一小部分（10%～25%）未交叉的纤维直接下行，构成皮质脊髓前束，支配同侧的运动；沿躯体同侧走行的上行传导束也有一定比例不交叉上行的投射纤维。某些到脑干网状结构的下行纤维的投射是双侧的；大部分后根纤维是交叉后上行，而其中少数则加入同侧的脊髓丘脑束继续上行。这为巨刺复合针法提供了重要的启示，瘫侧针刺可借助大部分交叉的上行纤维，健侧针刺则借助小部分尚未交叉的纤维，共同对大脑输入良性的针刺信号，再由中枢的下行调制系统继续将此种信号向下传导至患肢，最终对瘫痪肢体功能起到促进恢复的作用。并且从解剖学关系分析，双侧同取的针刺方法可激发多条神经传导通路，使中风侧大脑的针刺效应更为集中，对于针刺效应蓄积作用的增加也更有帮助。在中风后的脊髓休克期取双侧穴位的巨刺复合针法有促进机体进入偏瘫康复 Brunnstrom Ⅱ期的作用。而且该法健、瘫侧同取，与康复中 Rood 技术有异曲同工之妙：即通过增加外周感觉输入，向中枢传递刺激信号，促进脑细胞功能修复与代偿。

中风后由于脊髓反射机制的紊乱，瘫侧的肌张力可呈病理性的增高而出现上肢屈曲、下肢伸直的痉挛状态。这种状态一旦固定下来，将永远影响患者的肢体功能。这也是中风患者除了肌力以外，引起肢体运动障碍的原因之一。巨刺复合针法在对健侧针刺引导出瘫痪侧肢体正常运动模式的同时，对瘫侧的针刺取穴还兼顾了平衡瘫侧肢体优势肌群和拮抗肌群之间的肌张力，预防痉挛状态的强化。因为屈肌上多分布有阴经经穴，伸肌上多分布有阳经经穴，巨刺复合针法在偏瘫侧取穴时，采取阴阳经相配，不仅可以协调伸屈肌群、防止肌张力过高状态的形成，还可以从阴引阳、从阳引阴，达到调和阴阳气血之功效。

如何用针灸法治疗见水思尿症?

见水思尿症常见表现为：凡见到自来水、河水甚至洗脸水等就会产生尿意，常遗尿裤间。但离开水后，尿意即消失。因此不敢饮水。舌胖嫩，脉弦细。

治疗方法：手法垂直进针，深 1 ～ 2 寸，以刺入骶后孔中，行捻转补法，留针 20 分钟，并配合艾条灸中极穴，每次 15 ～ 20 分钟，间日 1 次。持续几个疗程，均可痊愈。

如何用针灸治疗唾液分泌过多症?

唾液过多患者的常见症状为夜间唾液过多，睡着以后，唾液满口，从而醒来，吐出再睡，唾液不久又充满口腔而醒，每夜 5 ～ 6 次，干扰睡眠。不能充分休息，精神疲倦。

通过问诊一般会发现患者的相似表现为：神倦，面色微黑，舌润无苔，六脉皆沉，两尺脉无力。

治疗方法：使用梅花针弹刺脊椎两侧的华佗穴（现在叫作夹脊穴）。此穴既内连肾经，又旁靠膀胱经和督脉，由下而上，连续3次，又弹刺咽喉旁胃经的人迎和肾经的原穴太溪，各6～7下。

治疗1次后，患者一般睡眠一夜之内仅醒3次。继续治疗，唾液逐渐减少，针刺5次痊愈。

唾为肾之液，而肾脉起于涌泉，经长强夹脊上行，最终上沿喉咙而络于舌本。肾主黑色，显见两尺脉，今面黑，两尺脉无力，为一派肾虚不足之象。肾气虚，则唾液不固，泛滥而出。治以梅花针叩打脊柱两侧华佗夹脊穴，意在补益肾气，兼取人迎直接作用于唾液腺之局部，使之开合有权以止唾，再刺肾经原穴太溪益肾气，从而收到止唾之效。

如何针灸治疗发作性睡病？

发作性睡病常见症状：阵发性嗜睡，并且逐年加重。每感睡意来临，周身无力，急不可待，常不择地点而坐卧入睡。

针刺治疗“发作性睡病”，是遵循中国医学理论取“心俞”等背部穴位治疗本病，疗效满意。《素问 · 六节脏象论》中曰："心者，生之本，神之变也……为阳中之阳。"心阳宣发，气血通达，人则时而动，时而卧。反之则身困体倦，嗜卧多寐。配以"神堂""魄户"能起到辅佐心阳宣发作用。加刺"三阴交"欲通过三阴之会收到健脾、益肾、疏肝之功，借此协助调整阴阳之动态平衡，则可纠正嗜睡之疾。

如何针灸治疗突发性聋哑？

某年轻女孩夜里突然头痛呕吐，高热惊厥，继则昏迷，送当地公社卫生院诊治，诊断为"流行性脑脊髓膜炎"。经治月余，神志渐清，惊厥亦止，惟两耳无听力，不会讲话，已历时 5 年。

通过面诊发现该患者呈痛苦面容、焦急心情、神志清晰。右侧上肢肌肉轻度萎缩、手腕下垂、握物乏力。窥其两耳鼓膜正常，光锥存在，喉舌、声带等发音器官均属正常，惟两耳听力毫无，不能言语，余皆如常。证属聋哑（脑膜炎后遗症）。

治疗方法：治以启闭复聪，开窍发音。先治其聋，后治其哑。处方：①耳门透三穴（即耳门透听会、听宫）、中渚、阳池；②翳风、听会、合谷、聋中（阳陵泉直下 3 寸处）。以上 2 个处方每日选用一方，交替使用，施疾徐补泻法，留针 20 分钟。经针 2 次后患者两耳均能听到，一般讲话均能听清，但仍不能讲话。第三次复诊，上方加天突、廉泉、通里、哑门，针后即能讲话，听力更为清晰，宛如常人，仅针 3 次而恢复正常。

聋哑一症除先天性外，多由于急性热病或患聤耳（中耳炎）等病所引起。如听力尚未完全丧失者，疗效较佳。临床一般先治耳聋，然后治哑。如听力有所改善而语言不清，则于治聋处方中加入哑门、廉泉、天突、通里等治哑穴位，进行针刺，辄收良效。

方用听会、翳风、听宫诸穴者，借以启闭复聪而提高听力；取哑门、廉泉、天突诸穴者，皆在开窍发音而恢复语言。《百症赋》中则强调指出："耳聋气闭，全凭听会、翳风。"又说："哑门、关冲，舌缓不言而要紧。"这些穴位是古今医家主治聋哑的经验效穴，余常用之，效果较为满意。

如何用针灸治疗疔毒？

某青年女子右中指端靠指甲处红肿，日渐加重，局部由赤红转为青紫色，顶端发白，并向前臂内侧及肘窝尺侧方向蔓延。局部痛不可忍，周身发冷，恶心。

就医查诊后发现其神志清楚，面色发黄，形态中等，舌苔薄白，声音、呼吸无异常，脉来细数，诊为疔毒。

疔毒一般发于中指之端，属心包经。采用首尾循经取穴法，针右天池。由于脉来细数，属于虚热，运用补法。效果：针天池穴运用旋捻补法，疼痛立止；遂沿红线由中指向上，以圆利针点刺出血，其红线部疼痛立刻减轻，恶心畏寒俱都消失。

疔毒的特点：都生在穴位上，而面部、口唇、手指、足趾皆为经络穴位首尾之所在处。如迎香穴生疔，是属于大肠经的止穴，针其起穴商阳，则出现的发热恶寒、恶心疼痛、心烦等症状，均可在针刺后迅速消失。如有淋巴管炎（俗称起红线），可用圆利针点刺出血，每隔 1 寸点刺 1 针，挤出黑血，点刺到看不见红线为止。

应用首尾穴时，也不必过于拘泥，同经穴位距离首尾两穴较近的亦可使用，如各经的原穴、腧穴之类。

如何用针灸治疗急性乳腺炎？

急性乳腺炎一般常用中西药物治疗，如治疗不及时则常需外科手术切开引流，造成病人的痛苦，因此早期非手术治疗极为重要。近年来临床学上用针刺治疗急性乳腺炎，获得满意疗效的案例众多。

一般资料：其中，肿块最大直径10厘米，最小直径3厘米。伴有恶寒、发热者最为常见。

治疗取穴：开始治疗时，选穴较多，如内关、后溪、曲池、天宗等穴。经过临床反复实践后，只取内关穴，仍可取得相应的疗效。

操作方法：找准内关穴，皮肤常规消毒后，将毫针快速刺入皮肤，捻转到一定深度，待得气后，反复捻转提插2～4次。在行针过程中，边行针，边令患者轻轻按压肿块，待到疼痛有所减轻时，留针10～50分钟。在留针过程中，反复运针3～4次，即可出针。

病程短，全身症状明显者，一般采用强刺激（以患者能耐受为限），留针时间相对短些，运针每5分钟1次；病程长或者全身症状较轻者，一般用中度刺激，留针时间可适当延长，10～15分钟运针1次。

此外，治疗过程中发现，临床体征明显，如畏寒、发热患者，均在针刺治疗1～2次后痊愈。

对于治疗急性乳腺炎，一般常用抗生素，也有采用物理疗法，如超短波、紫外线照射，直流电药物离子导入方法等。中医认为此病多由肝气郁结或胃经积热抑或因外邪侵入乳房致使经络阻塞，排乳不畅，结而成痈。针灸能使经络得以疏通，气血得以调和。故单纯使用针刺治疗急性乳腺炎即可。此疗法简便，容易掌握，无副作用，病人乐于接受，可推广使用。

如何针灸治疗小儿尿潴留?

宋××,3岁,女孩。于1973年12月21日初诊。

代诉：不能排尿已18小时。患儿于1973年12月20日下午碰伤会阴部后即不能自行排尿。

经外科门诊检查，腹部膀胱充盈，会阴前方有擦伤，尿道口右侧有一小伤口，局部肿胀。诊断为：会阴部外伤，尿潴留。特来针灸治疗，针关元、气海、三阴交后，立即解出大量小便。

吴×，3岁，女孩。于1976年10月21日初诊。

代诉：摔伤后解不出小便。

查：膀胱明显膨隆,膨胀至与脐平。诊为：尿潴留。

针灸关元、气海；灸中极；针三阴交后，患儿未能解出小便，欲尿时，因尿痛而哭闹不安，甚为痛苦。由于针灸常用穴未能见效，乃根据中国医学基础理论经络学说，取足厥阴肝经足五里，针刺后立即排出大量小便。

排尿困难，尿不能由膀胱排出而潴留于膀胱，叫作“尿潴留”。中医学称为“癃闭”。溺癃者小便不利，点滴而下；尿闭者排尿极度困难，小便点滴难下，闭塞不通。

治疗方法：针关元、气海、三阴交，若未能解除患者之苦，后依足厥阴肝经“循股，入阴中，环阴器，抵少腹”，针刺足五里后，可解除患者尿闭之苦。由此说明，辨证运用经络指导医疗实践具有重要意义。

如何用针灸治疗小儿支气管哮喘？

小儿支气管哮喘为儿科常见病。受凉、惊恐及过食咸味等常为发病原因。

临床表现为呼吸困难，咳嗽明显，常咳吐大量黏痰，自觉胸前紧迫，有时出现发绀；呼气时间延长并有哮鸣音或飞箭音，肉耳即可听见。发作时间短则数小时，长则数天，发作间歇期间如常人。若长期反复发作可出现“鸡胸”。

治疗取穴：四缝。

操作方法：患儿手掌向上，五指并拢伸直。医者左手拇、食两指夹住患儿手指尖端，使被刺指略呈弓形（点刺部位凸起）。局部常规消毒后，右手持消毒三棱针点刺，或 0.1 寸长毫针迅速刺入 0.5~1 厘米，再将针捻转 3~5 次快速拔出，挤出黄白色透明状黏液即可。重者 1 日 1 次，轻者间日 1 次，针至症状消失。一般 3 ～ 5 次即愈。

治疗时注意事项：①点刺前须做详细检查，排除心脏性哮喘或肺内炎症等其他病症引起的呼吸困难，以免延误病机；②点刺部位务必严密消毒，以防感染；③治疗期间忌食咸味。

笔者曾用此法观察治疗多例小儿支气管哮喘患者。发现均有典型喘息症状和明显的哮鸣音，虽经抗生素、激素、麻黄素或氨茶碱等药物治疗，但仍反复发作。

四缝为治疗小儿疳积的常用穴。但用四缝治疗小儿支气管哮喘未见有文献记载，近代也未见有人报道，然而在民间确已流传很久，经我们临床实践证明，效果良好。

四缝位于手的掌面，因掌面为手少阴心经、手厥阴心包经及手太阴肺经的分布区域，手三阴经又与足少阴肾经有密切关系，如肾经支脉由肺输出，联络心脏，注于心中，与手厥阴心包络经相接。故点刺四缝，能补肾纳气，宽胸理肺，化痰散结而定喘。

如何针灸治疗心动过速？

窦性心动过速是指成人的窦性心律速率超过每分钟 100 次，它不是一种原发性心律失常，而常继发于多种情况，如焦虑、运动、甲状腺功能亢进、低氧血症等，一般不用处理，但临床中经常遇到持续的窦性心动过速，让患者惶恐不安。

治疗取穴：心悸穴（在大陵穴下5分处，腕横纹中央掌长肌腱与桡侧腕屈肌腱之间）。

操作方法：患者取仰卧位或坐位，双上肢平放，穴位皮肤消毒。取直径0.25毫米、长25毫米一次性针灸针垂直进针约15毫米,用缓慢捻转泻法中等强度刺激，勿提插，患者自觉心悸减轻，则停止行针，留针20分钟，间歇行针2次。

本法来源于一民间老中医。大陵穴是手厥阴心包经腧穴、原穴，而心悸穴在大陵穴下5分，处在手厥阴经所在位置，通过刺激手厥阴心包经可激发心包经经气，增加心阳以补救心气之不足，达到缓解心悸症状的目的，同时通过中等强度的刺激，调节自主神经功能紊乱，改善临床症状，使病人心平气和。本法一般取其即时效应，治疗时立竿见影，但本病影响因素较多，容易反复发作，应积极治疗原发病，才能彻底治愈。

如何针灸治疗心动过缓？

心动过缓的临床表现：①心动过缓和心律不齐；心率平静状态下32~60次/分，伴有不同程度的心律不齐；②一般表现为头晕、乏力、记忆力减退、反应迟钝、失眠等，比较严重的表现为心绞痛、胸闷、气短，轻微活动或情绪不好时诸症加重；③心电图表现为窦性P波的频率小于60次／分，范围在32~60次／分，*P*—*P*间距差值大于0.12秒；排除运动员、睡眠状态及健康青年人等因素。

治疗方法：取一块厚约2毫米的姜片，置于膻中穴上，将预先做好的黄豆大的艾炷放于姜片上，点燃后有烧灼感时，重新换一个艾炷，每次灸7壮，每日1次，10次为1个疗程，疗程间休息3天，治疗2个疗程后观察效果。治疗期间嘱患者注意休息，保持情绪平稳。

窦性心动过缓是中老年人常见的心律失常，患者由于心排血量不足出现临床症状而需要治疗，通常应用阿托品、麻黄碱、异丙肾上腺素等药物治疗，但长期应用效果不佳，且有明显的不良反应，甚至导致严重的后果。而安置心脏起搏器，并不为所有患者接受。艾灸膻中穴的方法，既有明显的效果，又没有风险和痛苦，所以更易被患者所接受。

艾灸具有温散寒邪、温通经络、活血逐痹、回阳固脱的作用。《医学入门》中载：“凡病药之不及，针之不到，必须灸之。”现代研究提示艾灸通过艾叶中的多种化学成分燃烧后产生的抗氧化物质，附着在穴位处皮肤上，借助灸热再通过腧穴深入体内，使血行旺盛，刺激感觉神经可引起反射，作用于血管、神经可促进新陈代谢。艾灸膻中穴可以振奋心阳，使血脉运行通畅，脉动有力。

如何针灸治疗硬皮病?

硬皮病患者多为皮肤呈条索状变硬、增厚，毛孔变粗、肤色淡红、局部痛觉及触觉略减，毳毛部分脱落。

如巨刺法针治上臂内侧硬皮病：

治疗取穴：健侧尺泽、孔最、列缺、侠白。

操作方法：用 28 号毫针，按常规针刺，采用“平补平泻”手法，每日 1 次，留针 20 分钟 ,10 次为 1 疗程。经 5 个疗程的治疗，硬皮消失。

肺主皮毛，若患者仅发生在手太阴肺经循行线上，则具有局限性。按经络理论，针刺宜以肺经穴为主。但若患部皮肤发硬，则不宜进针。根据巨刺法之理，采用针刺健侧对应腧穴，以疏通手太阴肺经之气血，而达到治疗目的。实践证明，多种循经皮肤病均可采用巨刺法而获效。

如何针灸治疗鼻衄?

鼻衄不止，伴头晕心悸是鼻衄患者的常见反应。

通常伴随着精神疲倦，面色苍白，口唇淡白，声微息短，舌色赤而无苔，如去油之猪腰子，所谓“阴虚舌”，六脉皆芤。

根据失血过多，脉症皆里虚之象。气弱血亏宜先止血，以防虚脱，为急救之计。先用线紧缠其两中指第二、三节缝横纹处，为止衄血之有效验方，然后急刺双侧迎香，其血少止，又刺双孔最，得气后用补法，其血立止。

肺开窍于鼻，患者平素血虚肺热，每致衄血。此次失血过多，所以能收速效，乃先用线紧缠中指，次针迎香，刺激局部，使鼻旁血管收缩；孔最为肺经郄穴，急加此穴循经补肺，故衄血得以速止。

另外，大敦为足厥阴肝经所出之井穴，少商为手太阴肺经所出的井穴,针此二穴放血,以泻肝肺二经邪热。取大敦亦是病在上取之于下的方法。取少商目的在于泻肺经的邪火，并治咽喉肿痛，故能收效。若平时素患鼻衄，多为阴虚火旺，可服滋阴降火平肝之剂，外治救急单方——醋 1 两化明矾 9 克塞鼻（药棉）甚效。

如何针灸治疗肩周炎?

实际上大多数人，特别是年轻人之所以容易患上肩周炎，多与受寒有关。因为现代人嗜阴贪凉，很多人的生活方式是：打完球以后，冰水、冷饮就着瓶嘴仰头一灌，冰啤酒一瓶接一瓶地喝。并且空调房里一待就是一天。“寒性收引”，肠道寒邪过重，会导致血管、经络收缩，影响气血的运行。而手太阳小肠经和手阳明大肠经正好从肩部经过，小肠经在肩背部绕一圈再上头，体内肠道寒湿过重，直接导致这两条经脉的不畅通（肩周炎内因），如果肩背部再受风寒袭击（肩周炎外因），就会进一步加重，导致这两条经脉的不通，肩背部就会出现疼痛。这只是初期，患者肩关节虽然疼痛，但活动自如；如果病情迁延，局部长期经脉不通，会导致肌肉粘连，最终形成肩周炎（肩凝证），关节活动就会受限，这就是肩周炎形成的原因。用艾灸治疗肩周炎时，可用艾条灸下巨虚穴及大肠俞各 5 分钟左右。之所以要取下巨虚，是因为这个穴位不仅是胃经上的穴位，同时是手太阳小肠经的合穴，准确的说法应该是：小肠经的下合穴。《黄帝内经》中云：“手阳明大肠、手太阳小肠，皆属足阳明胃。小肠之穴，在巨虚下廉。”因为小肠经脉“出肩解、绕肩胛、交肩上”，而胃经又是一条多气多血的经络，所以艾灸下巨虚，不但可为小肠经补充气血能量，还有调和气血、舒筋活络的作用，所以对肩周炎、肩扭伤、挫伤等原因引起的肩痛，止痛效果显著。我们知道，大肠经也是沿肩循行的，而大肠俞是大肠经开设在膀胱经上的排污管道口。把这个排污管道口疏通了，肩周疾病自然也就得以缓解了。灸完这两个穴位，接下来要灸的部位就是“药之不及，针之不到”的肩关节部位了。艾灸肩关节部位时，不必拘泥于灸哪一个穴位，而应该选取最痛点来进行灸治，即取阿是穴。灸肩膀上的痛点阿是穴时，可贴上生姜片，用 3 ～ 4 根艾条上下来回熏灸。熏 10 ～ 20 分钟左右，再让患者将脖子抬高，继续寻找痛点阿是穴一一灸治，肩部很快就能活动自如了。最后告诫大家两点：

首先，从饮食上避免贪凉阴冷，多吃温性的食物，已发病的患者，可以用艾叶 8 克、生姜 30 克煎水后，加红糖适量内服，服用 1 周左右，将肠道寒湿除掉。其次，肠道寒湿重的人，睡觉时一定要注意肩背部的保暖，如果不小心受凉，引起肩周、肩背部疼痛，应及时按照上面的艾灸方法灸治。

（二）施术方法

经络通路的施术方法不同于脉管通路和神经通路。因经络通路是占有机体“脉管外体液部位”“神经末梢部位”，为经络之经穴。其施术方法，有其特殊性。

1. 治神：即调整医患双方的形神状态，以利针灸施治。《灵枢·本神》中说：“凡刺之法，先必本于神”；《素问·宝命全形论》中说：“凡刺之真，必先治神。”并形象地描述针灸医生临床“如临深渊，手如握虎，神无营于众物”。如此言重，《黄帝内经》中不胜枚举。

2. 调气：即调衡人体的生理功能，因疾病的痊愈标志着生理功能的正常。《灵枢·刺节真邪》中说：“用针之类，在于调气。”《灵枢·终始》中明确指出：“凡刺之道，气调而止。”

从经络通路调气，常用针刺和艾灸。那么，怎样进行“调气”才能达到“气调”？

（1）针刺

调气先“得气”

针刺经穴，施以捻转等手法，激发了有关神经通路的传导，患者可产生酸、麻、胀、重等感觉，医者也感觉针下有被轻轻吸住的沉重感，这便是所谓“得气感”。

气至行“补泻”

继续刺激，得气感会沿经络通路传导，正如《灵枢·邪气脏腑病形》中说：“中气穴则针游于巷。”显然，刺不中气穴（经穴）就不会有这种现象了。《灵枢·九针十二原》中说：“刺之要，气至而有效。”实践表明，气至病所有快有慢，因人而异，有的得气后瞬间即达病所；也有的行针则进，停针则退，迟迟不达病所。气至病所，就像拨通了电话一样，然后根据病情，施以恰当的刺激，达到调衡疗疾之目的。

传统医学中，用“虚、实”概念来表示机体功能的衰退和亢进。“虚”表示机能衰退；“实”表示机能亢进。并相应创出若干“补虚泻实”的针刺手法，如捻转、提插、徐疾、迎随、烧山火、透天凉，等等。然而，不论何种手法，均以“气调”为目的，故《灵枢·小针解》中说：“‘气至而去之’者，言补泻气调而去之也。”具体来说，如针虚证，行针后，病人感觉精神来复，病情好转，医者针下由空虚感转为充实感；如针实证，行针后，患者病情缓解，如卸重负，医者针下由紧涩感变为徐和感。《黄帝内经》中还将补泻针法概括为“方、员”。如《灵枢·官能》中说：“补必用方……微旋而徐推之……泻必用员，切而转之……疾而徐出……

摇大其穴。”可见补泻针法之“方、员”包括有捻转、徐疾、强弱等内容。《太素》卷十九中知官能注：“员谓之规，法天而动，泻气者也；方谓之矩，法地而静，补气者也。”明确告知我们：强刺激（法天而动）为泻；弱刺激（法地而静）为补。

现代临床上，一般都参用《新针灸学》中的“强、弱”刺激手法。

强刺激：刺激强度较大，频率较高，刺激时间较长，患者感觉较重。强刺激可在经络通路上形成较强、较长时间的能量传导，从而达到暂时抑制有关神经通路传导，故对运动、感觉、分泌机能亢进的病症有缓解作用，临床上常用于疼痛、痉挛等病症，针刺麻醉均采用此法。

弱刺激：刺激强度较小，频率较低，刺激时间较短，患者感觉较轻。弱刺激可在经络通路上形成较弱、较短时间的能量传导，从而达到暂时激发或兴奋有关神经通路传导，故对运动、感觉、分泌机能衰退的病症有振奋作用，临床上适用于休克、虚脱、功能失调等。

强刺激和弱刺激是相对的。同一“质、量”的刺激，对某患者可能是一种强刺激，而对另一患者可能是一种弱刺激。例如，抢救休克病人，针刺人中、内关等穴，施以大幅度捻转提插，直到病人清醒，乍看起来，这种手法应属于一种强刺激，然而对于休克病人来说，则属于一种弱刺激，因为这种刺激仅仅达到了病人能感觉到的程度。同一“质、量”的刺激，在同一患者身上，也会出现兴奋或抑制2种不同的结果，例如，当病人处于兴奋状态时（如失眠），给予一定“质、量”的刺激，可转为抑制；而当病人处于抑制状态时（如嗜睡），给予同一“质、量”的刺激，又可起到兴奋作用。因此说，刺激的强与弱，引起机体抑制还是兴奋，是由受刺激的患者决定的，而不是刺激的本身。现代临床上常使用电针，其作用机理同手法针刺。

下针有顺序

下针顺序与疗效密切相关，是针灸施术的重要组成部分。《灵枢·终始》中说：“病先起于阴者，先治其阴而后治其阳；病先起于阳者，先治其阳而后治其阴。”《灵枢·厥病》中说：“厥头痛，项先痛，腰脊为应，先取天柱，后取足太阳。”《玉龙赋》中云：“手臂红肿，中渚、液门要辨；脾虚黄疸，腕骨、中脘何疑。”明确指出：手臂红肿为火热邪盛的阳证，刺可由上（中渚）而下（液门）导而下之，以清热泻火，消肿止痛；脾虚、黄疸乃脾胃虚寒或寒湿发黄，腕骨、中脘二穴相配，由下而上，有健脾胃、化湿、祛黄疸作用。

大凡临证，多经受病要辨证取穴，先针何经，后针何经,要有顺序。虚寒证自下而上,实热证自上而下。近年来，临床学相关研究理论在介绍下针顺序与针灸效应的关系时指出，同时针刺二穴不利于各自作用的发挥，提示针刺“合谷”“三阴交”引产、催产应按先“合谷”后“三阴交”的顺序取穴。针刺顺序是针灸处方中的重要组成部分,也是针灸取效的关键因素之一。针灸施术先上后下，先阳后阴是其一般规律，但在很多情况下还需要根据具体病情具体分析。

留针是为调气

留针亦是针刺治疗中的一个重要环节，应正确掌握留针时限，以求得最佳疗效。

《灵枢 · 九针十二原》中说：“刺之而气不至，无问其数；刺之而气至，乃去之，勿复针。”《灵枢 · 小针解》中更说：“‘气至而去之’者，言补泻气调而去之也。”故留针不留针,留多少时间,要看患者气调而定。

（2）艾灸

《灵枢·官能》中载：“针所不为，灸之所宜。”指出艾灸有其独特的优势，可以解决针刺所不能解决的问题。《素问·调经论》中说：“血气者，喜温而恶寒，寒则泣不能流，温则消而去之。”即是说，艾灸的治疗效应以温促通而实现。

对于艾灸的治疗作用，近年又引起人们高度关注。艾灸的治疗作用并不单纯是温热效应，而是光谱辐射、生物热效应及非热生物效应等综合作用的结果。艾灸的确能像针刺一样高效激发经脉感传，从而提高疗效。艾灸以温热刺激为起始动因，以疏通经络为作用机制，以温促通是艾灸产生诸多治疗效应的主要机制。总而言之，艾灸能显著改善临床症状和提高患者肺通气功能，是一种较吸入剂治疗更有效的方法。

（3）其他施术方法

众所周知，古之针具，砭石所制。泗滨浮石（砭具石料）作用于人体过程中可发出极丰富的超声脉冲，有研究表明，丰富的超声脉冲有疏通经络、清热排毒、扶正祛邪及改善微循环等功能。由此我们猜想：医者临床“如临深渊，手如握虎，神无营于众物”的良好身心状态，是否亦能产生类似“泗滨浮石”的超声脉冲作用？这有待探究。

现代中医学中的“运掌练气”理论，实际上是将“调心、调息、调身”融为一体的气功身心锻炼，其目的可能是：先令医者体内气机运行呈有序化的优化状态，即调衡人体三通路，令其生物电传导有序化，力求在针灸临床中达到：针到、意到、气（能量）到，发挥类似“泗滨浮石”的超声脉冲作用。

由此发展而来的体外冲击波针灸是在针刺、灸疗、穴位按摩、电针灸和激光针灸之外，又一种对针灸穴位施加刺激的方法。

这种方法可能会适合对针灸穴位施加脉冲式的压力刺激，某些穴位对这种刺激所作出的反应甚至可能优于针刺，而且这种方法可能会大大降低治疗时的痛感。

在体外冲击波针灸中，对穴位的选择原则上与经典针灸相同。某一穴位的刺激强度（弱刺激或强刺激）可采用强冲击波或弱刺激波来实现。

如果正确地选择冲击波的强度，则不会发生严重的副作用。如果治疗强度过高，或者触及骨膜，或者对某个炎症区域进行刺激，疼痛感增加是可能的。这种方法的禁忌与灸疗相同。

还有其他的副作用，例如敏感病人或许会出现轻度的血肿。

需要注意的是，在直接触及骨骼的区域，例如头颅处，不适合采用体外冲击波治疗；直接触及肺部或大血管处的穴位，也不适合采用这种方法。

上述可见，不论何种施术方法，都是通过人体三通路——脉管通路、神经通路和经络通路而发挥作用的。

（三）针灸时机

1. 把握疾病规律

把握疾病规律，才能主动有效地进行防治。举例说：疟疾的病原体是疟原虫。大量疟原虫进入血循环，侵入红细胞内分裂繁殖，最后红细胞被胀破，裂殖体和其他代谢产物进入血循环而引起寒战、高热等症状发作。实验表明，发作前约 2 小时裂殖体最活跃，而此时裂殖体抗力较低，易被外力抑制或杀灭，此时针治，以激发人体的抗病力，故效果较好。古人虽然没有观察到这一发病过程，但在实践中却摸清了针刺治疟的时机。如《素问・刺疟篇》中说："凡治疟，先发如食顷乃可以治，过之则失时也。"

某些疾病与自然界气候变化密切相关。如慢性气管炎、支气管哮喘等，每到冬季便诱发或加重。把握这一规律，采用"冬病夏治"可提高其防治效果。中国针灸学会指出："冬病夏治穴位贴敷疗法是一种扶助人体正气、增加免疫力、调动人体自身防病抗病能力的'治未病'方法，需要至少3年以上的长期使用。"人乃万物之一。按阴阳四时消长规律，人体阳气在春夏多旺、秋冬多敛。久病易伤阳，冬季之时，本不旺之阳病体受自然界影响更加虚衰，阴阳明显失衡，故其病在冬季诱发或加重，若顺应自然界夏季阳气隆盛顺势而治，可达到化宿疾、消除病根的目的。

如何用针灸治疗疟疾？

治疗方法：①治疗时机：一般在发病前1～2小时治疗。最理想的时机是在发病前1个半小时。②操作方法：患者正坐背向术者，于第三胸椎下按取身柱穴（多数有压痛）。常规消毒后，左手将腧穴部位皮肤捏起，右手持三棱针点刺1分钟左右，随即以一手小鱼际按于患者风府穴部位，另一手的小鱼际按于尾骶骨，两手同时用力推向针孔，如此反复推10次左右，推毕从针孔挤出3～5滴血液，擦净。

治疗体会：①要准确掌握治疗时机（1次即可痊愈）。若施术失机（一般亦能减轻症状），可于下次发作前1个半小时再以前法施治1次即可痊愈。②单日疟当日控制发作后，次日应再依法施治1次。③个别患者在身柱穴无压痛时，多在身柱穴之下椎或上一椎出现压痛点，亦可在此压痛点上取穴施治。

2. 子午流注针法

子午流注针法是我国古代医家在“天人合一”的理论基础上，观察到人体十二经络盛衰活动规律而创出的具有“时间特色”的针灸疗法。实践证明，可以提高疗效。

（1）按时辰取经穴，可以提高疗效

地球自转一周为一日。一日之中有白天黑夜的交替变化，人们相应地形成了“日出而作，日落而息”的生活规律。一日分为 24 小时，我国古代计为十二时辰，并用十二地支（子丑寅卯辰巳午未申酉戌亥）表示，这恰好每 2 个小时对应一个时辰，并规定：3 ～ 5 时为寅时，5 ～ 7 时为卯时，7 ～ 9 时为辰时，9 ～ 11 时为巳时，11 ～ 13 时为午时，13 ～ 15 时为未时，15 ～ 17 时为申时，17 ～ 19 时为酉时，19 ～ 21 时为戌时，21 ～ 23 时为亥时，23 ～次日 1 时为子时，1 ～ 3 时为丑时。周而复始。

我国古代医家发现，人体十二经络各有一旺盛时辰：肺经旺于寅时，大肠经旺于卯时，胃经旺于辰时，脾经旺于巳时，心经旺于午时，小肠经旺于未时，膀胱经旺于申时，肾经旺于酉时，心包经旺于戌时，三焦经旺于亥时，胆经旺于子时，肝经旺于丑时。周而复始。

按时辰取经穴，就是取用旺时经络之经穴，治其所主治的病症。如，某病症需要肺经的穴位治疗，可择寅时；需要胃经的穴位治疗，可择辰时。总之，按时辰取经穴，是在把握疾病与经络之经穴相宜的前提下，再加入该经穴之经络旺盛的时辰因素，这好比借风使舵，可以提高疗效。

临床应用方面，如有赵氏对支气管哮喘病人，在下半夜针刺手太阴肺经井穴少商，获得了显著效果。林氏等人认为，支气管哮喘、老年性慢性支气管炎等属于肺经病变者，按子午流注理论在寅时取肺经穴治疗，效果较好，另外，他们还对五更泻等属于大肠经病变者，在卯时取大肠经穴，也取得了良好效果。

现代的医学研究成果与子午流注十分吻合。

肾：根据子午流注的理论，肾功能在下午 5 ～ 7 时最活跃。两个比较容易测量的肾功能指标是肾小球过滤率和肾血流。根据 Wesson 进行的研究发现，在一组健康人中，上述两项指标的高峰在下午 5 时 30 分。然而，在此项研究中，指标的读数每 3 小时测量一次，所以高峰的时间，不是十分精确的。然而，贯穿着整个膀胱经的旺时（下午 3 ～ 5 时）以及进入肾经的旺时（下午 5 ～ 7 时）显示出肾功能是一贯上升的。在膀胱经旺时，肾功能的上升是和这样的思想相符的，即同属于一种物质互为表里的脏器是密切相关的（肾和膀胱同属水行），一般支配着同一种生理功能。子午流注的一个推论是：每一经络和时钟是相对的时辰，即 12 小时以后，强度最低。这项研究巧妙地显示了在早晨 5 时 30 分，肾小球过滤率和肾血流最低的现象。

肝：可以用胆流、胆盐浓度、胆固醇、磷脂和各种转氨酶来表明它具有一定的生理节奏的循环。然而，除了胆汁输出在夜间（下午 8 时至次日上午 8 时）比白天（上午 8 时至下午 8 时）高以外，文献中没有关于人肝的生理节奏循环的完整研究。但在啮齿类动物身上进行的研究比较完整。该研究表明，所有上述参数在子夜时都处于高峰。如果把这个问题和人相联系，啮齿类动物和人不同，它们没有贮存胆汁的胆囊。根据传统的针灸理论，胆和肝是互为表里的脏器，同属木行。肝经的旺时恰好在子夜以后（清晨 1 ～ 3 时），而胆经的旺时则在晚上 11 时至次日清晨 1 时，和对啮齿类动物的研究结果相吻合。此外，肝活动量最低时在中午，正好是生理节奏最高强度的 12 小时以后。

心：心遵循着每日一次的循环。刚醒来后，心率最高，并在整个昼夜渐渐下降，它的下降趋势在中午 11 时至下午 1 时被剧烈的上升所中断，也就是准确地在心经旺时。同样，心经下降最剧烈时，在晚上 11 时～ 12 时，正好是中午上升时间以后的 12 小时。

肺：研究肺，在选择测量肺功能用何种试验时有困难。曾经做过导气管抵抗力的生理节奏研究，它包括和肺一起的气管树的气流抵抗力。按照传统理论，气管树和肺是分不开的。

脾：在测量脾功能时，选择试验也出现困难。能测量到的是淋巴细胞和单核细胞的产生。然而，它们的增生和成熟是在骨髓和淋巴结内发生，因此不能测到脾生理节奏的作用。有一些研究令人注意，在测量静脉血液的淋巴细胞浓度时，发现最高浓度在子夜，这与中国生物钟不相符合，可能是由于刚才提到的原因。然而，至少有一份研究表明，静脉血中单核杀伤细胞活动的生理节奏高峰在上午 11 时，正在脾经旺时。按照传统针灸理论，心包功能也受脾经控制。所以心包的高峰应在上午 9 ～ 10 时（例如胰岛素的分泌）。每小时血浆胰岛素浓度研究尚缺如。但一些研究表明：口服葡萄糖或静脉注射氨磺酰（β 细胞刺激剂）

在上午 9 时比下午 3 时或 8 时有更大的胰岛素反应。

辰时为足阳明胃经当值之时、巳时为足太阴脾经当值之时，在辰巳之时施治，是在活血通络的基础上增强脾胃的功能，促使水液代谢正常，痰浊无从化生，脾胃健则气血充盛，气血运行通畅，痰化滞行，血脉通畅，则诸病自愈。同时，辰巳时针刺治疗脑卒中效果明显，通过提高降脂抗凝的作用而达到防治脑卒中的目的。

如何针灸治疗时间性腰痛?

患者平时无明显感觉，但每到凌晨 2 时左右，腰部胀痛，难以入眠。已半年之久，多方治疗效果不佳。辨证为气滞。用子午流注针法。

治疗取穴：太冲、阿是、左侧行间。采用捻转泻法。治疗 1 次后，疼痛可明显减轻，连续治疗 4 次，患者疼痛逐渐消失。

（2）子午流注针法，必须采用“地方时”

由于一日之中有白天、黑夜的交替变化，故人们相应地有“日出而作，日落而息”的生活规律。因此，划分一日之中的十二时辰，应按当地“日出日落”的“地方时”。

我们现在常用的时间为“北京时间”，这是一种区时，它规定东经 120°（北京附近）经线上，太阳处于最高位置时为 12 点整。我国地域辽阔，北京处于正午 12 点时，新疆远未到正午，可差 2 ～ 3 个小时，如果都以北京时间计算干支，就会造成练功时间与节律间的很大误差。因此，必须将“北京时间”换算成“地方时”，然后再按“地方时”划分时辰。

“北京时间”换算成“地方时”的简易方法：地球上每隔 15 经度相差 1 小时，亦即每隔 1 经度相差 4 分钟。从《地图册》上，用比例尺可测得 1 经度间相当于实际地面上大约 90 千米，就是说，地面上东、西方向每隔 90 千米相差 4 分钟。据此，我们可以求得任何地区的“地方时”。举例说，当“北京时间”是正午 12 点时，求新疆喀什地区的“地方时”？可这样换算：首先从《地图册》上查知：新疆喀什地区位于东经大约 76° 经线，“北京时间”地区是 120° 经线，两地相差 44° 经线（120° – 76° = 44°），已知 1 经度相差 4 分钟，那么 44° 经线就相差 176 分钟（4 × 44 = 176），亦即相差 2 小时 56 分。就是说，当“北京时间”是正午 12 点时，新疆喀什地区还在上午 9 点零 4 分。又例如，当“北京时间”是正午12点时，求东北长春地区的“地方时”？同理，从《地图册》上查知：东北长春地区位于东经大约125.25°经线，越过“北京时间”地区5.25°经线，已知1经度相差4分钟，那么5.25°就相差21分钟，就是说，当“北京时间”是正午12点时，东北长春地区的“地方时”是12点21分了。当然，这种换算结果仅是大体准确而已，不如实地测算精准。

有一点还需说明，人体的生理节奏是长期生活在某一地区逐渐形成的，对于刚处异地的患者，若运用子午流注针法，应按在原地的“地方时”划分时辰。

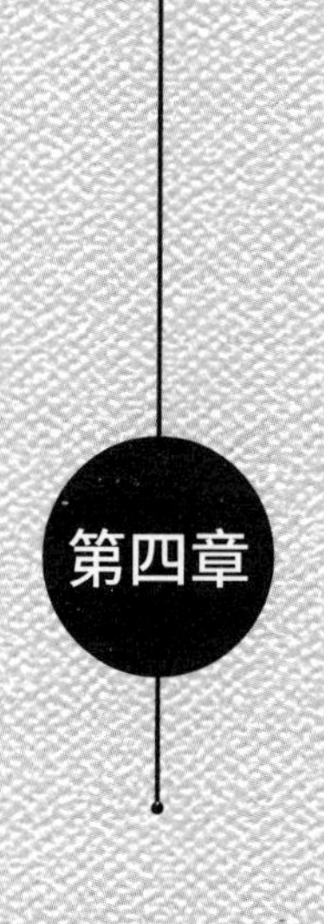

守正创新

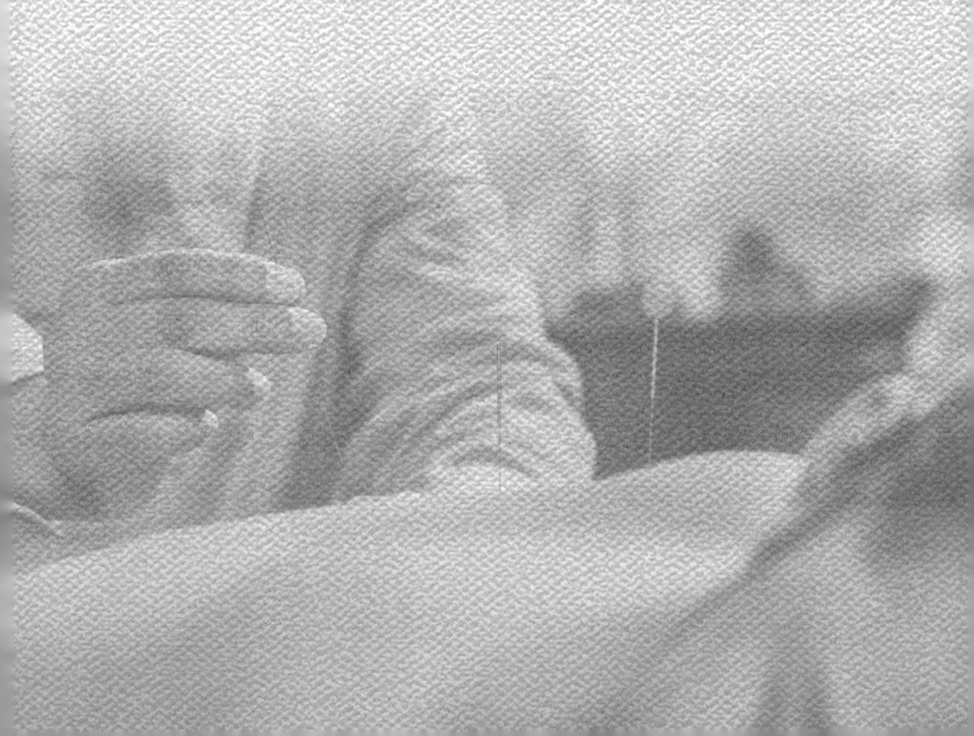

一、外感病初起的辨证施治——六经、卫气营血、三焦辨证统一

外感病，系指由病原微生物引发的疾病，如普通感冒、流行性感冒、禽流感等。因病原微生物种类繁多及变异等问题，增加了发病规律的复杂性。然而，生物与生活条件是统一的。传统医学虽然没有直接观察到病原体，但却注意到自然界气候变化对其发病规律的影响，并且积累了丰富的防治经验。《伤寒论》六经辨证，《温病学》中的卫气营血、三焦辨证，即是对外感病辨证施治的理论总结。然而，后世医家习“伤寒”者，推“六经”；习“温病”者，崇“卫气营血”或“三焦”。关于如何统一，进行探讨如下：

《伤寒论》和《温病学》既然都是论述外感疾病，而辨证施治却有3种理论，这易给初学中医者造成概念上的模糊、思想上的混乱。因此，统一外感疾病的辨证理论，不仅是当前中医教学工作亟须解决的问题，而且是继承发扬中国医学遗产的过程中值得探讨的课

题。有观点称六经、卫气营血、三焦辨证的基本病机变化,是脏腑、气血的功能失常,因此用脏腑气血辨证,可统一取代六经、卫气营血、三焦辨证。

笔者认为，外感病可致脏腑、气血功能失常；内伤病亦可致脏腑、气血功能失常。为区分外感、内伤，对外感病仍以“六淫”辨治为妥。分辨六淫中“寒、热、燥、湿”侵袭人体的性质及临床表现,则可不论于何时、在何地，皆可因人治之。

分辨“六淫”：

传统医学认为，风、寒、暑、湿、燥、火是自然界中6种气候变化,称为“六气”。春风、夏热、长夏湿、秋燥、冬寒。有规律的气候变化对人体不但无害，而且是有益的。这是一切生物赖以生存的缘故。如果当令之气发生太过或不及，或非其时而有其气，超越了人体的适应能力就会发病,此又将“六气”称为“六淫”。认为“六淫”是外感病的致病因素,因而临床上有风温、温热、暑温、湿温、秋燥、冬温、伤寒等的不同病名。

我们分析：整个自然界气候变化归纳起来实为“寒、热”2种根本属性。温为热之渐，火为热之极；湿与燥，非寒即热，仅是程度上的不同；暑性炎热，蕴有湿的成分；而风者，终岁常在，四时皆有：春风暖、夏风热、秋风凉、冬风寒。由此可见，临床上鉴别寒、热、湿、燥是辨治外感病的要点或关键。

鉴别寒、热、湿、燥：

寒：

寒为阴邪，易伤人之阳气，其性凝滞收引。

寒邪束表，周身皮肤血管收缩，故见恶寒发热、无汗、头痛身疼、鼻塞流涕、咳嗽声重、舌苔薄白、脉象浮紧等。

寒邪在里，症见畏寒肢冷、便溏腹痛、小便清利、咳痰清稀，口干不渴或喜热饮、喜静，欲增衣被，苔白、脉象沉迟等。

热：

热为阳邪，易伤人之阴液，其性升发。

热邪束表，周身皮肤血管扩张，血流畅促，故见发热不恶寒或微恶寒，面目红赤、汗出头痛、咽部焮红作痛，小便黄赤、大便干燥、舌苔薄黄、脉象浮数等。

热邪在里，煎熬阴液，口渴烦躁，喜冷饮，咳嗽痰黄、小便短赤、大便秘结、舌红苔黄、脉数等。

湿：

湿是水湿，易阻遏气机，损伤阳气，其性重浊腻滞。

湿邪亦有内、外之分。外湿一般由外感雾露、久居湿地或涉水淋雨而来。湿邪郁于肌腠，症见身热不扬、头身困重、四肢困倦或头痛如裹，苔腻脉濡；内湿由过食生冷或酗酒太过，致脾运失职，造成水液停留不行。湿邪在里，表现胸闷脘痞，腹胀便溏或大便黏滞不爽，或下利脓血臭秽难闻，小便混浊，口不渴或渴不欲饮。

湿有寒、热之别。寒邪合湿邪为寒湿；热邪合湿邪为湿热。寒湿或湿热，皆有侧重不同：或寒重于湿，或湿重于寒；或热重于湿，或湿重于热。各有表现。

燥：

燥乃干燥，易伤肺津。

燥邪在表，肺气不宣，周身气机为之不利，常见口鼻干燥，皮肤干燥不润甚至皲裂；燥邪在里，干咳少痰或痰液胶黏难咯，甚至痰中带血、咽干口渴、小便短少、大便干结、苔燥脉涩。

燥有凉、温不同。秋深初凉，西风肃杀，人感之为凉燥；若久晴无雨，秋阳暴烈，人感之为温燥。

三因制宜的精准性：

传统医学辨治外感病，强调三因制宜：因时制宜、因地制宜、因人制宜。我国位于四季鲜明的北温带地区，防治外感病要掌握季节性，冬、春季节多风寒和风热，夏季多挟湿象，秋季多挟燥象。我国地域辽阔，西北地势高而寒冷，其病多寒多燥；东南地势低而温热，其病多热多湿。人有性别、年龄、体质、生活习惯等的不同，其病施治亦不一样，如妇人有经期、孕期、产后等情况，必须顾及；老年人气血衰少，生机减退，祛邪须兼扶正；小儿生机旺盛，气血未充，脏腑娇嫩，当慎用峻剂和补剂；又因每个人的先天禀赋和后天调养的不同，个体素质不仅有强、弱之分，而且还会有偏寒、偏热之别，或者还会有某种慢性疾患，所以因病施治都要顾及以上各种情况。

传统医学中辨证治疗外感病的常用方药：

春日：

感受当令之温邪，初起表证较轻的用“桑菊饮”（《温病条辨》：桑叶、菊花、苦杏仁、桔梗、芦根、连翘、薄荷、甘草）疏风散热，宣肺止咳。

感受当令之温邪，初起表证较重的用“银翘散”（《温病条辨》：金银花、连翘、桔梗、薄荷、牛蒡子、竹叶、荆芥穗、淡豆豉、甘草、鲜苇根）辛凉解表，清热解毒。

素体阴亏，或病后或失血之后感受当令之温邪，初起宜用“加减葳蕤汤”（《通俗伤寒论》：葳蕤、葱白、桔梗、薄荷、白薇、淡豆豉、炙甘草、大枣）滋阴清热解表。

感受非时之寒，可用“香苏散”（《和剂局方》：炒香附、紫苏叶、炙甘草、陈皮）理气解表。

素有咳、痰、喘宿疾的慢性气管炎患者，感受非时之寒而症状加剧的，可用“麻黄杏仁甘草石膏汤”（《伤寒论》：麻黄、苦杏仁、炙甘草、石膏）加减治之。

夏日：

感受热邪，症见身大热、大汗出、大烦渴、脉洪大有力者，可用“白虎汤”（《伤寒论》：知母、石膏、炙甘草、粳米）清热救津；若汗多，脉见洪大而芤，说明气阴已伤，宜用“白虎加人参汤”（《伤寒论》：知母、石膏、炙甘草、粳米、人参）清热救气阴；若汗多脉散、喘渴欲脱者，“生脉散”（《内外伤辨惑论》：人参、麦门冬、五味子）主之。

邪热入里，扰乱神明，症见身热烦躁不眠，时有谵语，斑疹隐隐，舌绛而干，脉数，宜“清营汤”（《温病条辨》：犀牛角、生地黄、玄参、麦门冬、金银花、丹参、连翘、黄连、竹叶心）清热解毒，泄热护阴。

若火热之邪充斥内外，大热烦躁，渴饮干呕，头痛如劈，昏狂谵语或发斑吐衄，舌绛唇焦，脉沉数，宜清热解毒，凉血救阴，宜“清瘟败毒饮”（《疫疹一得》：生石膏、生地黄、犀牛角、黄连、栀子、桔梗、黄芩、知母、赤芍、玄参、连翘、竹叶、甘草、牡丹皮）治之。

长夏：

长夏遇冷着凉，暑为寒遏，症见发热微恶寒、无汗头痛、心烦口渴、舌红苔薄白、脉洪大者，可选用“新加香薷饮”（《温病条辨》：香薷、厚朴、连翘、金银花、鲜扁豆花）祛暑清热，化湿和中。

长夏初秋，外感风寒，内伤湿滞，出现寒热头痛，胃腹疼痛，胸膈满闷，恶心呕吐，肠鸣泄泻，舌苔白腻，治以“藿香正气散”[《和剂局方》：大腹皮、白芷、紫苏、茯苓、半夏、白术、陈皮、厚朴（去皮，姜汁炙）、桔梗、藿香、炙甘草、生姜、大枣]解表散寒，芳香化浊。“藿香正气散”可“战”中暑，但一定要看看病人的舌苔，如果不是白腻苔而是黄腻苔，或是少苔、无苔，那就不是藿香正气散的适应证，因为黄腻苔的病机是“湿热”，少苔、无苔是“阴亏”。

长夏初秋，感受寒、湿合邪。湿邪偏重的，表现头痛头重，腰脊重痛或一身尽痛不能转侧，苔白、脉浮者，可用“羌活胜湿汤”（《内外伤辨惑论》：羌活、独活、炙甘草、藁本、川芎、防风、蔓荆子）发汗祛湿。

长夏初秋，感受热、湿合邪。湿重于热者，症见头痛头重、面色淡黄、胸闷不饥、不渴或渴不欲饮，午后身热、苔腻、脉濡，可用“三仁汤”(《温病条辨》：杏仁、半夏、滑石、薏苡仁、通草、白蔻仁、竹叶、厚朴）清热利湿，宣化畅中；热重于湿者，症见身热肢楚、胸闷腹胀，无汗神烦或有汗热不退，溺赤便秘，或泻而不畅有热臭气，舌苔厚腻或干黄，宜清热为主，化湿为辅，可用“甘露消毒丹”(《温热经纬》：滑石、茵陈、黄芩、石菖蒲、木通、川贝母、射干、连翘、薄荷、白豆蔻、藿香）；若湿、热并重，脉缓身痛，渴不多饮或不渴，汗出热解，继而复热，可用“黄芩滑石汤”(《温病条辨》：黄芩、滑石、猪苓、茯苓皮、大腹皮、白豆蔻仁、通草）清热化湿。

秋日：

感受凉燥，症见寒象合燥象，宜用“杏苏散”(《温病条辨》：苏叶、半夏、茯苓、前胡、苦桔梗、枳壳、甘草、生姜、大枣、陈皮、苦杏仁）温散风寒，宣肺化痰。

感受温燥，症见热象合燥象，病情轻者用“桑杏汤”(《温病条辨》：桑叶、象贝母、淡豆豉、栀子皮、梨皮、苦杏仁、沙参）清宣凉润；病情重者，用“清燥救肺汤”[《医门法律》：桑叶、煅石膏、炒苦杏仁、人参、甘草、炒胡麻仁、阿胶（烊化）、麦门冬、枇杷叶（去毛蜜炙）]清燥润肺。

冬日：

感受当令之寒邪，表实无汗，病情较轻的可用“葱豉汤”（《肘后备急方》：葱白、淡豆豉）通阳发汗。

感受当令之寒邪，表实无汗，症状较重，无汗脉浮紧，见有喘者，可用“麻黄汤”（《伤寒论》：麻黄、桂枝、炙甘草、苦杏仁）发汗平喘；若无喘却见有项背强几几者，可用“葛根汤”（《伤寒论》：葛根、麻黄、桂枝、白芍、炙甘草、生姜、大枣）发汗解肌。

感受当令之寒邪，表虚有汗，脉浮缓者，用“桂枝汤”（《伤寒论》：桂枝、白芍、炙甘草、生姜、大枣）调和营卫，解肌疏散；见有项背强几几者，用“桂枝加葛根汤”（《伤寒论》：葛根、桂枝、白芍、炙甘草、生姜、大枣）主之。

寒邪束表，头痛恶寒较甚，肢体酸痛无汗，并见有内、外湿象者，可用“荆防败毒散”（《外科理例》：荆芥、防风、羌活、独活、柴胡、前胡、川芎、枳壳、人参、茯苓、甘草、桔梗）发汗解表，散风祛湿。

寒邪束表，表实无汗，脉浮紧，兼有里热烦躁的，可用“大青龙汤”（《伤寒论》：麻黄、桂枝、炙甘草、苦杏仁、生姜、大枣、石膏）解表兼清里热；兼内停水饮、喘咳干呕的，可用“小青龙汤”（《伤寒论》：麻黄、白芍、细辛、干姜、炙甘草、桂枝、五味子、半夏）发汗并散水；兼内有痰饮，咳嗽痰多、胸膈满闷的，可用“参苏饮”[《和剂局方》：人参、紫苏叶、葛根、半夏（姜汁炒）、前胡、茯苓、木香、枳壳（麸炒）、桔梗、炙甘草、陈皮、生姜、大枣]解表兼化痰饮。

素体阳气不足之人，感受寒邪，服汗剂而汗不出者，是为阳虚不能作汗，难以鼓邪外出，可用“再造散”（《伤寒六经》：黄芪、人参、桂枝、甘草、熟附子、细辛、羌活、防风、川芎、煨生姜、大枣、炒白芍）助阳益气发汗。

阴血亏虚之体，感受寒邪不能作汗达邪，是因汗源不充，必须将滋阴（养血）药与解表药配合使用，可选用“葱白七味饮”[《外台秘要》：葱白（连须，切）、葛根、麦门冬、干地黄、淡豆豉、生姜]加苏叶、荆芥，以养血解表。

平素血虚又阳气不足，感受寒邪以致气血运行不利，不能温养四末，出现手足厥寒、脉细欲绝，可用“当归四逆汤”（《伤寒论》：当归、桂枝、白芍、细辛、炙甘草、通草、大枣）温经散寒，养血通脉。

见有寒热往来，胸胁苦满、心烦喜呕等症者，是邪在半表半里，可用“小柴胡汤”（《伤寒论》：柴胡、黄芩、人参、半夏、炙甘草、生姜、大枣）和解之；

兼有肢节烦痛的，宜用“柴胡桂枝汤”(《伤寒论》：柴胡、黄芩、人参、炙甘草、半夏、白芍、大枣、生姜、桂枝）和解兼散表邪；兼有里热壅实有燥湿者，宜用“大柴胡汤”(《伤寒论》：柴胡、黄芩、白芍、半夏、炙枳实、生姜、大枣、大黄）和解兼攻里邪。

冬日感受非时之温，头痛发热、无汗微恶寒，或兼咽痛者，可用“葱豉桔梗汤”(《通俗伤寒论》：鲜葱白、桔梗、薄荷、连翘、焦栀子、淡豆豉、生甘草、鲜竹叶）凉解之；若邪壅于肺，咳逆气急鼻煽者，可用“麻黄杏仁甘草石膏汤”加减治之。

上述可见，传统医学（亦中医学），辨治外感病，乃以证为基础，分辨病邪性质、侵犯部位、机体与病邪抗争的盛衰，结合每个人的具体情况，从而调整人体功能的紊乱状态，达到“扶正祛邪”的目的。习伤寒者，对号“六经”；习温病者，对号“卫气营血”或“三焦”，实无必要。

理论来源于实践。可以推想《伤寒论》成书时期，自然界气候当是寒邪偏盛；《温病学》成书时期，自然界气候当是热邪偏盛。随着近代工业的迅猛发展，大气中二氧化碳含量的增加，全球气温有上升的隐性变化；社会生活节奏的加快，物质生活水平的提高，“三高”（高血压、高血脂、高血糖）人士亦相继上升。所以，防治外感病，还需洞察内、外因素的隐性变化。

近年，北京市房山区中医医院急诊科指出，总结SARS、H5N1型禽流感、甲型H1N1流感流行期间治疗急性病毒性上呼吸道感染伴发热的经验，观察总结“气营双清法”组方“羚石清热方”在治疗急性病毒性上呼吸道感染伴发热的临床疗效，结果显示羚石清热方治疗急性病毒性上呼吸道感染伴发热患者更有效，并能减少合并细菌感染的比例，与常用西药相比降温同样迅速且更平稳。

摘录“羚石清热方”药物组成及方解：

药物组成：羚羊角粉（单包冲服）2克、生石膏（先下）30克、知母20克、连翘20克、金银花25克、荆芥穗10克、淡豆豉10克、薄荷（后下）6克。

方解：“羚石清热方”是在中医理论指导下总结临床实践经验自主创立的中药制剂，立足于气营两清，具有辛凉透表、清热解毒的功效。方中羚羊角粉、石膏为君药，清热泻火、解毒止痉；连翘、金银花既有辛凉透邪清热之效，又具芳香辟秽解毒之功，为臣药；知母与石膏相须为用，既可增强石膏清热泻火之功效，又可滋阴润燥，清肺胃之热而除烦渴；荆芥穗、淡豆豉、薄荷疏散解表，开皮毛而逐邪，共为佐药。石膏清气分实热，羚羊角清营凉血，可防热伤营阴，阻热邪内传，连翘、金银花清热解毒令卫气双解，荆芥穗、淡豆豉、薄荷开皮毛，逐邪从卫分而出，从而达到气营两清的目的。

二、调衡人体“三通路”

“生物电在人体内传导的假说”表明了“人体三通路与生物电传导”。

人体内布有脉管通路、神经通路和经络通路，谓之人体“三通路”。具有生命的人体内，存在沿脉管通路、神经通路和经络通路的生物电传导，三者相互联系、相互制约，协同完成生命的新陈代谢、信息传递和机能调整等作用。因此说，呵护人体三通路，保障生物电在人体内正常有序传导，乃细胞的最佳生活条件。强化生存斗争，提高适应能力，细胞不会恶变，外邪亦不易侵犯。故是防治疾病、健康长寿的根本。

1. 从“正气存内，邪不可干”，看“人体三通路与生物电传导”

《素问遗篇 · 刺法论》中说：“黄帝曰：余闻五疫之至，皆相染易，无问大小，病状相似，不施救疗，如何可得不相移易者？岐伯曰：不相染者，正气存内，邪不可干，避其毒气，天牝从来，复得其往，气出于脑，即不邪干。气出于脑，即室先想心如日。欲将入于疫室，先想青气自肝而出，左行于东，化作树木。次想白气自肺而出，右行于西，化作戈甲。次想赤气自心而出，南行于上，化作焰明。次想黑气自肾而出，北行于下，化作水。次想黄气自脾而出，存于中央，化作土。五气护身之毕，以想头上如北斗之煌煌，然后可入于疫室。”

此之“想象疗法”告知我们：①人体拥有巨大能量。脑神经乃人体能量的主导者。②调动、调衡人体能量，使之运行有序化，可提高人体免疫力，增强抗病能力。③知识或认识，亦是正气。丰富知识，提高认识，方能有效避其毒气，达到“正气存内，邪不可干”。

人体是细菌、病毒等微生物生生杀杀的场所。生物与生活条件是统一的。对人体来说，微生物可以粗分为有益微生物和有害微生物。显然，“健康”身体是有益微生物的生活条件；“病体”是有害微生物的生活条件。提升“健康”，就是助力有益微生物消灭有害微生物。自然界中某些具有强烈传染性的病原微生物（疫疠之气），在一定条件下，超出了人的抗御能力，就会引发疾病，故要避其毒气（病原微生物）。

中医辨证，西医辨病，目的都是恢复健康，只是从不同角度而已。西医着眼于病原微生物；中医则着眼于病原微生物的生活条件。辨证施治以达到调衡人体三通路，恢复人体正常生理功能，达到“扶正祛邪”的目的；辨病治疗，是直接杀灭病原微生物，从而调衡人体三通路，达到“祛邪扶正”的目的。

气候异常变化和“疠气”合而为病；传染途径多样，正气盛衰决定是否发病；治法方药众多，强调辨证施治。需要注意的是，多数中药的抗病毒作用，往往不是特异性抑制病毒，而是通过调节机体的整体状态，起到阻止病毒侵害人体的作用。

从流行病学发展史来看，疫情随时发生，医学发展再快也不能阻止传染病的流行。疫苗需要时间，病毒也可能变异。怎么办？以不变应万变，用中医“治未病”理论把免疫能力调整到最佳状态。怎么做？最主要的是坚持生活规律、饮食平衡、运动坚持、心态平和。

正如上海市新冠肺炎医疗救治专家组组长、复旦大学附属华山医院感染科主任张文宏所说：“你问我这个药、那个药，哪个药有效，那我告诉你：最有效的药就是你的免疫力。”

“人体三通路与生物电传导”认为，调衡人体三通路，保障生物电在人体内正常有序传导，是提高人体免疫力，是“正气存内、邪不可干”理论的实践。

2. 从防治癌症，看“人体三通路与生物电传导”

生命起源与进化告知我们：生物与生活条件是统一的。任何一种生物若不能适应其生活环境的变化，或消亡，或在其挣扎中变异。癌细胞，即是正常细胞在其生活环境的恶变中形成的。呵护人体三通路，保障生物电在人体内正常有序传导，是细胞最佳生活条件，强化生存斗争，提高适应能力，细胞不会恶变，故疏通经络，调衡三通，是防治癌症的根本。

我国各地近年来评选出许多长期存活的“抗癌明星”，其中不乏晚期癌症患者，他们的心理是振奋的、极具战斗性的，他们没有信仰宗教、没有求神拜佛，把命运掌握在自己手里，一方面寻求最好的治疗；一方面调动出最彻底的抗争拼搏精神，并落实到持之以恒的抗癌行动中，如改变饮食、进行气功或太极拳的锻炼等。所以说，相信生命潜力、重视自我力量，才是抗癌最好、最有力的心理支撑力量。

排除一切思想杂念，疏通经络、调衡三通，充分调动人体潜能正是防治癌症的实际举措。

尤其是老年人的各项脏器功能都已明显退化，针对肿瘤的常见治疗手段如手术、放疗、化疗都有较大的副作用和并发症，如何制定一个针对老年人身体特点的治疗方案就非常重要。老年人肿瘤的治疗目的应以减轻痛苦、改善全身情况、提高生活质量为主，原则上不选择根治性的方案，因为此类治疗往往伴随较大的创伤和并发症，常常得不偿失，有时肿瘤根治了，人也垮了。应该学会“与狼共舞”，带瘤生存，通过选择搭配一些副作用和并发症较少的治疗方法，如温和的口服化疗、内分泌治疗、分子靶向治疗、生物免疫治疗、精确定位的局部短程放疗、热疗等，将肿瘤控制在一个较小的范围，使它不会影响身体正常机能的发挥和运行，“教会”它与躯体和平共处，达到一个稳定状态，这就是长期带瘤生存的原则。除此之外，心理抚慰对老年肿瘤病人的作用也非常重要。子女及其他亲属的陪伴和安慰必不可少，如果需要还可以接受心理咨询，增强对抗疾病的信心。

我们说，能调三通，就能“与狼共舞”；不能调三通，就不能“与狼共舞”。

很多人都以为恶性肿瘤只与成人有关系，但事实上恶性肿瘤已经成为导致儿童死亡的第二大原因，仅次于意外死亡。尤其是儿童肿瘤发病率的速度递增，儿童肿瘤的发生、发展与遗传因素、母亲怀孕时接触放射性物质、环境污染均有一定关系。多数儿童肿瘤由基因突变引起，比如一些肾母细胞瘤、视网膜母细胞瘤等也可以在患儿的家族中找到相关遗传因素。在妊娠期，如果母亲长期接触离子、电磁辐射，也可能使发育中的胎儿受到损伤，从而增加孩子患恶性肿瘤的风险。除此之外，环境污染也是儿童恶性肿瘤发病的重要原因。

“人体三通路与生物电传导”认为：每一个有生命的人，不论男、女、老、幼，都存在有“人体三通路与生物电传导”，损伤或扰乱了正常秩序，即改变了生命细胞的生活条件，就有可能发生细胞恶变。

3. 从防治脑神经病变，看“人体三通路与生物电传导”

生命进化到人类，也相应地出现了脑神经病变。

“人体三通路与生物电传导”认为：具有生命的人体内，存在沿脉管通路、神经通路和经络通路的生物电传导。三者相互联系、相互制约，协同完成了生命的新陈代谢、信息传递和机能调整等作用。当然，这也包括大脑在内。经络通路占有机体“脉管外体液部位”“神经末梢部位”，为经络之经穴。就是说：经穴—神经末梢部位，既是经络通路的接力点，又是神经通路的转换站，其布局好比交通“十”字路口，若一方持续通行，另一方势必受阻。焦虑、失眠等精神刺激，会导致神经通路紧张持续传导，这一方面干扰或阻断了经络通路正常传导；另一方面，还会令其所支配的脉管通路挛缩，使血流减少，而致大脑神经元本身营养缺乏，从而形成恶性循环，久而久之，可引发神经衰弱、精神障碍等脑神经病变。

大脑，生命进化之顶端，亦人类寿命之短板。已知：躯体上的每一部位在大脑皮层里都有相对应的代表点或兴奋点。躯体上有三通路，当然大脑里也有三通路，所以，疏通经络，调衡三通，即是防治脑神经病变的根本。

4. 从“戒烟”，看“人体三通路与生物电传导”

现实生活中不难发现，那些屡戒失败的嗜烟者，一旦患有严重疾病，如患有心脑血管病、癌症等危及生命时，他（她）会立即刹车，永不再吸了。这说明，吃一堑，长一智。只要深刻认识到吸烟的危害，激起决心和毅力，戒烟并非难事。

认识是一种潜能。认识愈深刻，潜能就愈大。唯物辩证法认为，外因是变化的条件，内因是变化的根据，外因通过内因而起作用。

抽烟的人，每次烟瘾来后，只要强忍5分钟左右，嘴里层出不穷的唾液便会像间歇泉一样回落下去，不想再抽烟了。再来，又忍5分钟。如此反复，一天就对付过去了。以后，2周、3个月、5年都对付过去了。

烟草依赖的确切机理尚不清楚。从烟草中反复摄取尼古丁会导致大脑的神经通路发生变化，从而使人在戒烟时产生强烈的吸烟欲望，这种欲望会削弱甚至摧毁戒烟的决心。

目前对针灸戒烟的作用机制还不太明确，但针刺帮助吸烟者戒烟的作用是肯定的：一是抑制烟瘾，使受戒者不想吸烟；二是消除戒烟后出现的一些戒断症状，如烦躁不安、精神不集中、头痛、嗜睡、胃肠不适、焦急等。多数中医专家认为，吸烟与脾肺两脏疾病密切相关，烟进于口而出于鼻，脾开窍于口，肺开窍于鼻，而脾与胃互为表里，经常吸烟，则邪气壅塞，肺失肃降，胃脏浊气上蒸，故吸烟者常有咳嗽、口干、鼻燥、咳黄痰等肺胃症状。针刺口、肺、胃、神门、列缺等穴位具有调理肺气、镇静安神的作用，进而缓解戒断症状。

我们说，针刺经络穴位，是疏通经络通路，阻断由吸烟建立的神经通路，故烟龄愈长，戒烟难度愈大。

“人体三通路与生物电传导”认为：经穴—神经末

梢部位，既是经络通路的接力点，又是神经通路的转换站，其布局好比交通“十”字路口，若一方持续通行，另一方势必受阻。针刺戒烟作用机制，类同气功保健原理：抑制神经通路、强化经络通路，力求调衡。

烟瘾、酒瘾、赌博瘾、上网瘾，等等，从“人体三通路与生物电传导”看，必定是脑内神经与经络改变了原来的传导路径，时间一长，这种改变了的异常传导路径在大脑中形成优势并固定下来，故“瘾”一旦不能满足,便会发生“失调综合征”,表现烦躁不安、易怒或精神萎靡不振等，并渴求其“瘾”的到来。

对烟草的依赖，属精神神经疾病。故针刺戒烟、深刻认识、主动配合是内因，穴位刺激是外因，外因通过内因而起作用。这可能是目前对针刺戒烟的疗效未达成共识的原因之一。

凡“瘾”，皆属脑神经病变。大脑是躯体的缩影，或躯体是大脑的放大，所以，主动配合、疏通经络、调衡三通，是防瘾、戒瘾的基础或根本。

5. 从健康长寿，看“人体三通路与生物电传导”

自古以来，除医学专家对养生有发言权之外，其他如道学、佛学、易学、武学、食学、民俗学等各路专家都有发言权。于是就自然形成公说公有理，婆说婆有理，一人一把号，各吹各调的现象。

《素问 · 上古天真论》中说："上古之人，其知道者，法于阴阳，和于术数，食饮有节，起居有常，不妄作劳，故能形与神俱，而尽终其天年，度百岁乃去；今时之人不然也，以酒为浆，以妄为常，醉以入房，以欲竭其精，以好散其真，不知持满，不时御神，务快其心，逆于生乐，起居无节，故半百而衰也。"

这段经文，从理论和实践上告知我们：健康长寿，要效法天地阴阳变化，调和各种保健方法，并具体指出：一要食饮有节、合理营养、呵护脉管；二要起居有常、按时作息、呵护神经；三要不妄作劳、适度运动、呵护经络。这样方能"形与神"协调统一，健康长寿。因此，不呵护人体三通路，干扰生物电在人体内正常有序传导，就会半百而衰也。

研究发现，世界上最长寿的地区都有着 4 个非常明显的特征，一是合理的饮食，多吃蔬菜、水果、杂粮；二是科学的运动，劳动一生，运动一生；三是平和的心态，乐观的生活态度及充满爱心；四是优越的自然环境，负氧离子含量高，抗氧化能力强。在四大因素之中，环境固然重要但却排名末位，而饮食、运动和心态才是关键所在。不难看出，这些"关键所在"正是通过呵护人体三通路而实现健康长寿的。

三、“脉诊”体察人体“三通路”，宜与现代医学相结合

受内、外因素影响的复杂脉象，历代医家都进行了归类。大致如下：

（1）脉分阴、阳2类：例如：《黄帝内经》以有胃、无胃辨阴、阳；《难经》以浮与沉辨阴、阳；《脉经》以关前与关后别阴、阳。

（2）脉分四纲：例如：李士材以浮、沉、迟、数为纲。

（3）脉分六纲：例如：《黄帝内经》以缓、急、大、小、滑、涩为纲；又以大、小、滑、涩、浮、沉为纲；《难经》以浮、沉、长、短、滑、涩为纲；《伤寒论》以弦、紧、浮、沉、滑、涩为纲；元末明初著名医家滑伯仁以浮、沉、迟、数、滑、涩为纲；《灵枢识》一书的作者日本人丹波元简以浮、沉、迟、数、大、小为纲。

（4）脉分八纲：例如：张景岳以浮、沉、迟、数、细、大、长、短为纲；清末名医费伯雄以浮、沉、迟、

数、滑、涩、虚、实为纲。

（5）脉分八纲两纬：例如：迟数脉的掌握多宗邹丹源以浮、沉、迟、数、滑、涩、大、缓八脉为纲，以虚、实二脉为纬。

（6）脉分十纲：例如：《疏抄》一书著者卢子由以大、小、迟、数、滑、涩、长、短、浮、沉十脉为纲。

从上述不难看出，所有为纲之脉象，大部分都与脉管经络直接相关。《伤寒论》何以“弦、紧”脉象为纲？

已知：“弦”脉者，端直以长，如按琴弦，主肝病、诸痛等；“紧”脉者，脉来绷急，状如牵绳转索，主寒、痛等。《伤寒论》中张仲景原序中说：“余宗族素多，向余二百，建安纪年以来，犹未十稔，其死亡者，三分有二，伤寒十居其七，感往昔之沦丧，伤横夭之莫救。”试想，著《伤寒论》时期，民之形体，外感寒邪而脉“紧”；民之情绪，忧伤战乱而脉“弦”，此之谓也。由此可知，脉象的发生，不仅与脉管内、外（脉管、经络）有关，与大脑神经亦有密切关系。

“逍遥散”和“血府逐瘀汤”都是临床常用的有效方剂。顾名思义：逍遥散（药物组成：柴胡、当归、白芍药、白术、茯苓、薄荷、生姜、甘草）主治由情绪引发的疾病，故脉多“弦”象；血府逐瘀汤（药物组成：当归、牛膝、红花、生地黄、桃仁、枳壳、赤芍药、柴胡、桔梗、川芎、甘草）主治因血流不畅引发的疾病，故脉多“涩”象。由于脉管、神经、经络三者密切关联，不妨猜想：何以两处方中都有柴胡、当归、甘草？这是否意味着：逍遥散首用柴胡以疏肝理气，说明病的主要矛盾在神经；血府逐瘀汤首用当归以活血理血，说明病的主要矛盾在脉管；都用甘草，取其调和作用，似经络调和神经与脉管。

实际上，寸口脉诊法不宜分寸、关、尺，亦不能应对“反关脉”“斜飞脉”“六阴脉”“六阳脉”等情况。

据临床试验统计分析，很少有寸、关、尺三部分候脏腑诊脉方法的应用。可见这一诊脉方法即使在国医大师的临床实践中也极少使用。

有人研究头孢拉定，其为苦寒药，具有清热解毒功能，适用于实热证细菌感染者，若对虚寒证细菌感染者使用，不仅无效，且易致菌群失调的二重感染；有人研究阿托品的中药性能，此药为热性药，故从中医临床讲，对热证候者使用，剂量再小，亦易中毒；而对寒证候者使用，剂量再大，即超出药典多倍，亦安全有效，直至寒症状解除，如此则能指导临床应用。

对肾病而言，凡是数脉，用激素都要慎重，脉滑数、弦数的属于热毒炽盛、湿热的多，脉细数的属于阴虚的多，这都是激素的禁忌证；沉迟是阳虚的脉象，脉沉迟是激素的适应证。对肾病患者而言，脉象的迟数对能否运用激素具有重要的指导意义，对中医选用温阳还是滋阴治疗意义更大。这就是脉诊的意义。

《素问·阴阳应象大论》中说："善诊者，察色按脉先别阴阳。"

四、三通路诊察

基于人体“三通路”之认识，编制“三通路”诊察表（见下页）。编者认为，认真实施，自可知道：最好的医生是自己，健康握在自己手中。简介如下：

1. 阴阳

《素问・阴阳应象大论》中说：“善诊者，察色按脉先别阴阳。”

传统医学认为，自然界：夜为阴、昼为阳；寒为阴、热为阳；湿为阴、燥为阳。人体：阴盛则寒、阳盛则热；阴虚则热、阳虚则寒；喜热怕冷偏阴、喜冷怕热偏阳；喜静偏阴、喜动偏阳；自汗多阳虚、盗汗多阴虚。此乃诊察人体偏阴偏阳的简单方法。

《素问・阴阳别论》中说：“阳加于阴谓之汗。”一般来说：阳气亢盛汗出多，是邪气有余；卫阳不固汗出亦多，乃正气不足。

“三通路”诊察表

年　　月　　日　　　　　　　　　　　　　　　天气：

<table>
<tr><td>姓名</td><td>性别</td><td>年龄</td><td>学历</td><td>职业</td><td>婚姻</td><td>血型</td><td>地址</td></tr>
<tr><td></td><td></td><td></td><td></td><td></td><td></td><td></td><td></td></tr>
<tr><td rowspan="10">自述</td><td colspan="2">阴　阳</td><td colspan="5">喜冷怕热　喜热怕冷　喜静　喜动　盗汗　自汗</td></tr>
<tr><td rowspan="2">脉管</td><td>饮食</td><td colspan="5">食欲：　偏食五味：酸 苦 甘 辛 咸　不偏食</td></tr>
<tr><td>二便</td><td colspan="5">大便：　小便：</td></tr>
<tr><td rowspan="2">神经</td><td>睡眠</td><td colspan="5">夜眠：　小时 / 日　午休：　小时 / 日
失眠　嗜睡　不规律</td></tr>
<tr><td>情绪</td><td colspan="5">平静　易动：怒 喜 思 悲 恐</td></tr>
<tr><td rowspan="2">经络</td><td>痛痒</td><td colspan="5">部位特征：</td></tr>
<tr><td>运动</td><td colspan="5">体力劳动或活动：　小时 / 日</td></tr>
<tr><td colspan="2">嗜　好</td><td colspan="5">烟　酒　茶　其他</td></tr>
<tr><td colspan="2">病　史</td><td colspan="5"></td></tr>
<tr><td>体征</td><td colspan="2">声色
舌象
脉象
经络</td><td colspan="5"></td></tr>
<tr><td>体检</td><td colspan="2">血压
血脂
血糖
肝功
其他</td><td colspan="5"></td></tr>
<tr><td>印象建议</td><td colspan="7"></td></tr>
</table>

医师：

2. 饮食

饮食乃健康的重要因素。随着物质生活水平的提高，过度食饮肥甘已成健康隐患。

在饮食方面，传统医学将五脏（肝、心、脾、肺、肾）和五味（酸、苦、甘、辛、咸）联系起来，认为饮食要调和，不可偏食，偏则生病或加病。《素问·宣明五气篇》中说："五味所入：酸入肝、辛入肺、苦入心、咸入肾、甘入脾，是为五入。五味所禁：辛走气，气病无多食辛；咸走血，血病无多食咸；苦走骨，骨病无多食苦；甘走肉，肉病无多食甘；酸走筋，筋病无多食酸，是谓五禁，无令多食。"

传统医学认为，饮食物如同药物，亦有寒、热、温、凉四性。《黄帝内经》中还将五味分为阴阳2大类：辛甘发散为阳，酸苦涌泻为阴，淡味渗泄为阳，咸味涌泻为阴。以此调理人体阴阳。

3. 二便

二便是指大便和小便。二便正常与否，是衡量一个人身体是否健康的重要标志之一。

（1）大便

形状：正常的大便，成形而软。大便燥如羊粪的，多属热结或阴亏；大便呈稀糊状，多属脾虚或脾湿；

大便先干后溏，多属脾胃失调，燥湿不济；大便时干时稀，多为肝郁脾虚；水粪杂下，完谷不化，多为脾肾阳虚；大便泻下稀黄水，兼有肛门灼热感，多属胃肠湿热；大便夹有不消化食物，腐浊臭秽，多为伤食积滞。

颜色：大便颜色除可受某些食物或药物影响外，一般为黄色。若色黑如胶漆状，是胃肠出血，多为瘀血；若便红白冻子，是湿热腐败气血，多为痢疾。

次数：一般1日1～2次。便秘者，便次越少，病情越重；腹泻、痢疾患者，便次越多，病情相对越重。

气味：酸臭的，多是积热内蕴；腐臭难闻如坏鸡蛋的，多属食积肠道。

排便感：排便时肛门有灼热感的，多是热迫直肠，属热证；便时滑脱不禁，多属脾虚气陷的久泻；大便里急后重的，是痢疾气滞肠道的征象；大便不爽，多为肝失疏泄的表现；若腹痛则泻，泻后痛减的为伤食，泻后痛不减的多为肝木乘脾。

（2）小便

颜色：小便颜色除与饮水多少、药物、气候有一定关系外，一般为淡黄色透明液体。小便色黄是津液被熏的反应，为热证；小便清长，是病无热邪，多属寒证；小便浑浊，多属湿热下注或浊精下泄；小便红赤，多为热伤血络。

尿量：一般指每次尿量而言。尿量增多，是肾气虚弱固摄无权所致；尿量减少，既可由津液亏耗，化源不足，也可由气化不利，津液不能正常变化为尿液所致；若小便点滴而出，甚则点滴不通，谓之癃闭，既可见于肾气衰竭，气化失司，全无尿意的虚证；又可见于湿热下注，膀胱气化滞涩不通，欲尿不能出的实证。

次数：小便次数增多，谓之小便频数，其中以量少而急迫的，多为湿热下注膀胱；量多色清的，多是肾气不固，膀胱失约的征象。小便次数减少，除津液亏少，化源不足外，多属水湿内停，气化不利的表现，如水肿等。

排尿感：小便时感觉尿道疼痛，甚则如针刺刀割，伴有急迫、灼热感觉的，多是湿热淋症；小便后小觉空痛，多属肾气虚衰；小便后余沥不尽，多属肾气不固；小便不能控制，谓之遗尿，在夜间又称“尿床”，多是肾气不足的虚证；若神昏而尿失禁，则是心神不主，膀胱失约之征象。

4. 睡眠

传统医学认为，人乃万物之一，睡眠亦当天人相应。

《素问·四气调神大论》中说："春三月，此为发陈，天地俱生，万物以荣，夜卧早起……夏三月，此为蕃秀，天地气交，万物华实，夜卧早起……秋三月，此为容平，天气以急，地气以明，早卧早起……冬三月，此为闭藏，水冻地坼，无扰乎阳，早卧晚起。"又说："夫四时阴阳者，万物之根本也，所以圣人春夏养阳，秋冬养阴。"并预测说："阴阳四时者，万物之终始也，死生之本也。逆之则灾害生，从之则苛疾不起，是为得道。"

5. 情绪

情绪是大脑的反应。大脑，既调节着形体的机能代谢，又是人类精神活动的物质基础。大脑的工作，好比一个人挑担子：一端是机能代谢；另一端是精神活动，若一端加重，势必造成不平衡而出现"病态"。

影响精神或情志的因素颇多，无时不有，无所不在，诸如家庭问题、婚姻问题、人际关系、事业问题，等等。历代医家极为重视，且积累了丰富经验，临床上发挥了"针、药"莫及的奇特功效。

传统医学将人类的情志活动归属五脏，并从"五行制化"关系提出了"情志平衡法"。如《素问·阴阳应象大论》中说："肝（木），在志为怒；心（火），在志为喜；脾（土），在志为思；肺（金），在志为悲；

肾（水），在志为恐。”又说：“怒伤肝，悲胜怒（金克木）；喜伤心，恐胜喜（水克火）；思伤脾，怒胜思（木克土）；忧伤肺，喜胜忧（火克金）；恐伤肾，思胜恐（土克水）。”此情志平衡法，可用来防治他人之疾，也可用以防治自身之患。

我们说，精神刺激发病与否，要看这种刺激与你关系之是否重大，并决定于你对这种刺激的认识基础。

6. 运动

人体内流体，如血液、淋巴液、脉管外体液、尿液、胆汁、呼吸道气体等，因其流通路径存在有突然扩大、狭窄、分叉、转弯等情况，易形成流体积聚、结体，如斑块、血栓、结石等。不同体位的各项运动，可以减少或清除这些沉积。大凡健康长寿老人，都是辛勤劳动一辈子，无疑，运动是健康的重要因素。

“生物电在人体内传导的假说”指出：机体各部位兴奋活动，如呼吸运动、胃肠蠕动、骨骼肌舒缩等，产生的负电位，在沿脉管通路传导的同时，也沿经络通路及神经通路传导。可知“运动”可保障身体健康，防治疾病。

7. 痛痒

痛痒是最常见的病症之一。弄清痛痒原理，分辨痛痒部位及特征，可指导防治疾病。“生物电在人体内传导的假说”认为，“通则不痛”和“不通则痛”均指经络通路“通”与“不通”而言。

传统医学认为，“痛痒”与“经脉”运行有关。《素问·至真要大论》中云：“诸痛痒疮，皆属于心。”传统医学中所指的“心”，一主血脉，推动血行；一主神志，感知痛痒。

近期，随着近些年的不断研究，越来越多的学者产生了与中医相一致的观点，认为痒觉就是一种痛觉。很多学者找到了同时对痒与痛有反应的神经元，这一神经元既可以被较弱刺激产生痒的神经元反应激活，也可以被较强刺激产生痛的神经元反应激活。现代医学中关于痛痒关系的这种观点，与传统中医“痒为痛之微，痛为痒之甚”的观点极为相似。

至此，或许有：

问：机体为什么会痒？痒，为什么要挠？ 挠，为什么能止痒？

答：痒是机体的保护性反应；挠可疏通其经络；“通则不痒”故挠可止痒。

8. 嗜好

从一个人的生活嗜好，可预测其健康倾向。如嗜烟者，易导致气滞血瘀等；酗酒者，常损害脑细胞；善琴棋书画者，少惹情绪病等。

9. 病史

了解一个人是否残疾或精神障碍的方法，固然是病史，掌握现代医学体检信息，如身高、体重、腰围、血压、血脂、血糖等，可针对性地防治疾病。

流行病学专家认为，临床医师应将测量患者的血压、腰围和体质指数［体重（千克）除以身高（米）的平方］作为常规检查的一部分。因为从这些检查中可较早地提示哪些人将有可能患心脏病，以便早期识别并采取监测和预防措施。研究表明，腰围和腰围/臀围比率（男性应小于0.90，女性应小于0.85）与心脏病危险的相关性比其他因素对心脏病的危险性都明显。腰围与收缩期和舒张期血压的相关性最大，腰围越大，血压升高的可能性越大。而腰围/臀围的比率与血脂参数也有不同程度的相关性，比如腰围/臀围比率越大，有益的高密度脂蛋白水平越低，而甘油三酯水平越高。这一调查表明，要是想用最简便的测量方法了解人们患心脏病的危险有多大，腰围是最有价值的一个单项指标，其次是计算腰围 / 臀围之比率。

临床上，药物不良反应常成为一项重要病史。北京地坛医院一位患有高血压、冠心病的老人有严重的复发性口腔溃疡。老人的牙龈、舌头上多处溃烂，疼痛难忍，严重时每天只能吃流质食物。为了治疗口腔溃疡，老人四处求医，曾多次使用克林霉素、甲硝唑等药物治疗，但口腔溃疡仍不见好转，最后连肛门也出现了溃疡，导致肛周脓肿，做了手术。

就这样反反复复地折腾了 1 年，病人来看药师门诊。经过详细询问病史，发现这位患者属于过敏体质，对磺胺类药物、青霉素、琥珀酸美托洛尔、卡托普利过敏，对牛、羊肉及鱼虾类食物过敏。患者吃的药物也非常复杂。1 年前，患者在做了心脏支架手术后一直服着拜阿司匹林肠溶片、硫酸氢氯吡格雷片、瑞舒伐他汀钙、比索洛尔片、硝苯地平控释片、贝那普利片共 6 种药物。再进一步询问发现，患者的口腔溃疡就是在 1 年前吃上这些药物不久发生的，认为其口腔溃疡很可能与药物有关。

那么，哪种药物引起口腔溃疡的可能性较大呢？经过反复文献检索和分析，再结合患者的过敏史，认为患者的口腔溃疡很可能与硫酸氢氯吡格雷片或硝苯地平控释片有关。经过与患者、医生沟通，建议先停用硝苯地平控释片试试。停用硝苯地平控释片后奇迹发生了，第 2 天患者的口腔溃疡减轻，第 3 天溃疡面积明显缩小，停药第 4 天溃疡进一步愈合，患者终于能够正常吃饭了。经过电话追访 1 年，患者口腔溃疡再未复发。

10. 声色

听声音：声音与内脏有密切关系。根据声音的变异，可以进一步观察整体的变化。

正常的声音：人体构造虽然相同，但个体也有特点，如声音有大小、高低、清浊的不同。正常声音，发声自然，音调和畅。

声音与情志变化也有关系：如喜时，发声欢悦而散；怒时，发声忿厉而急；悲时，发声悲惨而断续；快乐时，发声舒畅而和缓；敬时，发声正直而严肃；爱则发声温柔而平和等，这是因一时感情触动而发的声音，属于正常范围。

病变的声音：病初起便声哑的，多是外感风寒，肺气不宣；久病失音，多是肺脏亏损。从病者的语言，可以鉴别表里、寒热、虚实。外感：声高而有力，前轻后重；内伤：声音低怯，前重后轻；寒证：一般不愿多说话；热证：一般好多言；虚证：语音微小，说话断续；实证：发音雄壮。

望面色：面色，是指面部的颜色与光泽。颜色，分青、赤、黄、白、黑五色；光泽，指颜色的润泽鲜活或晦暗枯槁。面部的色泽是脏腑气血盛衰的外部反映，所以望面色能推断人的健康状况。

人的肤色是不一致的。我国人的正常肤色是微黄红润而有光泽，但由于体质的差异，地理环境的不同，以及季节气候等的变化，面色可有差异，但光泽不变，这是正常现象，不作病色论。一般说来，青色：主寒证、痛证、瘀血及惊风。赤色：主热证。黄色：主虚证、湿证。白色：主虚寒、失血。黑色：主肾虚、水饮、瘀血。

11. 舌象

传统医学望舌，主要是观察舌质和舌苔。舌质，又称舌体，是舌的肌肉脉络组织。舌苔，是舌体上附着的一层苔状物，由胃气所生。正常舌象，是舌体柔软，活动自如，淡红润泽，不胖不瘦，舌面铺有薄薄的、颗粒均匀、干湿适中的白苔，一般称为淡红舌，薄白苔。传统医学将舌划分为舌尖、舌中、舌根和舌边（舌的两边）4 部分。并认为舌尖反映心肺的病变；舌中反映脾胃的病变；舌根反映肾的病变；舌边反映肝胆的病变。

（1）望舌质

舌色：

淡白舌（较正常舌色浅淡的）：主虚证、寒证，为阳气虚弱、气血不足之象。

红舌（较正常舌色深，呈鲜红色）：主热证，多为里热实证或阴虚火旺。

绛舌（舌色深红）：主热证。见于外感热病的，是为邪热入于营分血分；见于杂病的，多为阴虚火旺，也可见于肝经郁火。

青紫舌：舌质青紫，主瘀血为病，但也有寒、热之分。青紫色深，干枯少津，多属于热；淡紫湿润，多属于寒。舌色有青紫斑块、瘀点的，亦属血瘀。

舌形：

胖大舌：较正常舌体胖大的，为胖大舌。有胖嫩与肿胀之分。舌体胖嫩，齿痕明显，色淡，多由脾肾阳虚，津液不化，水饮痰湿阻滞所致。舌体肿胀满口，色深红，多是心脾热盛。若舌肿胀，色青紫而暗，多见于中毒。

瘦薄舌：舌体瘦小而薄，称为瘦薄舌。是阴血亏虚，舌体不充之象。瘦薄而色淡的，多是气血两虚；瘦薄而色红绛且干，多是阴虚火旺，津液耗伤所致。

强硬舌：舌体失去应有的柔和，伸缩不便或不能转动，称为强硬舌。见于外感热病的，多属热入心包，痰浊内阻，或高热伤津，邪热炽盛。见于杂病，多为中风的征兆。

歪斜舌：舌体偏歪于一侧，称为歪斜舌。多见于中风或中风征兆。

裂纹舌：舌体上有各种形状的裂沟或皱纹，称为裂纹舌。舌质红绛而有裂纹的，多属热盛；舌质淡白而有裂纹的，多属阴血不足。正常人也可见裂纹舌，但其裂纹不深，且经久不变，不作病舌论。

舌体颤抖：或外感热极动抖，或内伤虚风内动。

舌体吐弄：乃心脾有热，多见于小儿。

（2）望舌苔

白苔：主表证、寒证。见表寒证的，苔多薄白；见里寒证的，苔多薄厚。若苔白如积粉，乃暑湿秽浊之邪内蕴，可见于瘟疫初起；若白如水滑是里有寒湿或痰饮。

黄苔：主里证、热证。一般来说，黄苔颜色越深，反映热邪越重。淡黄为微热，深黄为热重，焦黄是热结。苔黄而厚腻是湿热或痰热；苔黄厚而干是胃热津伤。

灰黑苔：主热极或寒极。热极者，苔多灰黑而干，多继于黄苔；寒极者，苔多灰黑而滑，多继于白苔。

假苔：舌苔不着实，似涂在舌上，不像从舌上生出而无根的，便是假苔；虽然厚苔一片，但四周洁净如截，而没有薄苔紧连舌面的，也是假苔。假苔不论苔色黄白灰黑，揩之而去，刮之即净，现出淡红润泽的舌质而没有舌苔的底子。又清晨看似苔色满布，饮食后苔即退去的，也是假苔。

假苔主病的意义有3种：一是饮食后苔即退去的，是里虚或无病。二是有苔有色，但刮之即去的，病较轻浅；揩之即去的，病更浅，二者都是浊气所聚。三是久病原有胃气，舌上有苔，其后胃气虚乏，不能上潮接生新苔，而旧苔仍浮于舌上，显现厚苔一片而无根，这种假苔，多是过服凉药伤阳或热药伤阴所致。

舌苔有无：病本无苔而忽然有苔，是胃浊上泛，或是热邪渐盛；病本有苔而忽然退去，是胃阴干涸，胃乏生发之气。

舌苔偏全变化：观察舌苔的分布或偏或全，即可诊知病变所在。舌苔满布全舌的叫“全”，舌苔偏于一侧的叫“偏”（偏左、偏右、偏内、偏外），舌苔满布是邪气散漫。凡外有苔，内无苔，是病邪入里未深而胃气先伤。内有苔，外无苔，是表邪虽减，但胃滞依然，肠积仍在；或像有痰饮的，也会出现这种舌苔。偏于一边，是邪在半表半里（应兼看舌色）。舌心无苔，是阴虚、血虚或胃气伤所致。

舌苔的变化，随时反映着疾病的变化。如温病发病之后，舌苔往往由白转黄；黄苔退去，复又生白苔，这是疾病向愈的现象；若病势发展，或由误治，舌苔可由白或黄而变老黄或黑色。如果苔退急骤，变为无苔，是邪气内陷，正不胜邪的现象。

12. 脉象

诊脉，古有遍诊法、三部诊法和寸口诊法 3 种。后世医家则以寸口诊法为主，并将脉象分为 21 种、23 种、24 种、27 种、28 种或更多者，另有各种怪脉。可见，脉象犹如经穴，尚无定数，实为经验之总结。

张仲景对独取寸口法采取了慎重态度，他既采纳了独取寸口的长处，又汲取了遍诊法的精华，创造性地提出独具一格的寸口、趺阳、少阴、少阳四部合诊的诊法。此法以寸口（即手太阴肺经太渊穴处）为主，据寸关尺的变化，阴阳脉的强弱对比，来判断阴阳气血之盛衰、五脏六腑之虚实；对脾胃的疾患，则兼诊趺阳（即足背动脉，在足阳明胃经的冲阳穴处）；心肾的病变，则兼诊少阴（即足少阴肾经的太溪穴处和手少阴心经的神门穴处）；水气病兼诊少阳；疑难重病又综合诸法。

寸口脉不宜分寸、关、尺。因其不能应对“反关脉、斜飞脉、六阴脉、六阳脉”等情况。临床上更有“舍证从脉、舍脉从证”。

现介绍平、浮、沉、迟、数、滑、涩、动、弦、紧、洪、微、濡、芤、促、结、代、疾18种较易分辨、易掌握、能明显反映“三通路”情况的脉象如下：

平脉：不沉不浮，不快不慢（每分钟心跳60～80次），不大不小，从容和缓，均匀有力，且与一年四季气候相应，形体亦无不适症状，谓之平脉，即正常脉象。

浮脉：浮在皮肤，轻按即得，重按稍弱。多见于外感病初起，常伴有发热恶寒，鼻塞流涕等症。内伤久病见之，是气虚浮越于外，但浮而无力，亦无其他外感体征，不可误为外感。

沉脉：与浮脉相反，轻按不明显，重按始得。主病：里证。有力为里实，无力为里虚。临床须结合其他体征论治。

迟脉：来去怠慢，一息不足（每分钟心跳60次以下）。迟而有力为冷积实证；迟而无力多属虚寒。邪聚热结阻滞血脉流行，亦见迟脉，必迟而有力。

数脉：脉来急促，一息六至（每分钟心跳90次以上）。主热证。温热病初起，多见浮数；久病伤阴，阳偏胜的脉也“数”。虚阳外浮而见数脉，按之必豁然而空。

滑脉：应指圆滑，往来流利，如珠走盘。主病：痰、食、实热。平人脉滑而冲和，是营卫充实之象；妇人无病而滑，应考虑是否有孕。

涩脉：往来艰涩，如轻刀刮竹。主病：气滞血瘀、伤精血少、挟痰挟食。应分辨有力无力，以辨虚实。

动脉：脉形如豆，厥厥动摇，滑数有力。主病：痛、惊。

弦脉：端直以长，直起直落，如按琴弦。主肝胆病、诸痛、痰饮等。肝主疏泄，长时期情志不遂，常见此脉。

紧脉：脉来绷急，状如牵绳转索，应指紧张有力。主寒、主痛、主宿食。非表寒外束，便是里寒独盛。

洪脉（大）：脉来如波涛汹涌，来盛去衰。主病：热盛。

大脉：脉形大于常脉，但无汹涌之象。大脉主热盛，病进，又主虚。辨邪正盛衰，区别在于大脉的有力无力。

微脉（小）：极细极软，似有似无，欲绝非绝。主病：阴阳气血诸虚，久病见此脉是正气将绝；新病见此脉而邪不太深重的，或尚可救。小脉与大脉相反，亦可谓之细脉，即脉来细弱，较微脉为大为强，乃程度上不同。

濡脉（软）：浮细而软，如帛在水中。多主伤湿，又主诸虚。

芤脉：浮大而空，如按葱管（上下两旁皆见脉形，而中间独空）。主病：失血、伤阴。

促脉：脉来急数而有不规则的间歇。主病：脉促有力是阳热亢盛，可见于气血、痰食、诸痛等诸实热证；脉促无力而小，多是虚脱之象，须加注意。

结脉：脉来缓慢而有不规则的间歇。主病：阴盛气结，寒痰瘀血，积聚等。

代脉：脉来缓慢而有规则的歇止。主病：脏气衰微，亦主风证、痛证，七情惊恐，跌扑损伤。

疾脉：脉来急疾，一息七至八至。主病：阳极阴竭，元气将脱。脉疾按之益坚的，是亢阳无制、真阴垂绝之候，其疾必兼躁急之象；脉疾按之不鼓指的，是阴邪暴虐、虚阳外越之征，其疾必兼虚弱之象。两者都没有冲和的胃气，是病入危险阶段。如果脉疾而不大不小，则胃气尚存，病仍可治。

疾病是复杂的。由于内、外因素的多种多样，脉象常常不是一脉独见，如浮脉，外感病初起，因“六淫”有寒、热、燥、湿的不同，其脉象有浮紧、浮数，或兼濡、兼涩等的区别，故临床需仔细分辨。

13. 经络

近年，天津中医药大学实验针灸学研究中心指出：“经络的异常往往先于疾病的证候表现，可提示疾病的发生、发展方向，为早期治疗提供依据。”总结临床经验发现，经络的病变异常早于临床症状的出现，更早于临床化验指标异常的出现，因此论证了“认识经络，呵护经络”的治未病观点。

通过观察或利用某些方法和工具测定经络系统功能的变化，从而推知病变位置、病理性质、转机和预后。

（1）经络现象诊断

某一经络病变会在其循行的部位或与其相关的经络部位发生病变反应，这种病变有的在患者体表可以显示出来，例如，通过望诊可观察到病变部位的红晕、苍白、㿠白、瘀点、丘疹、脱屑、红线等；有的患者对经络病变部位有异常感觉，例如，出现疼痛、敏感、麻木、肿胀、凉、热等。

（2）经络穴位测定诊断

当体表无明显经络现象可察时，就需利用一定的方法，测定经络穴位变化，推知脏腑经络病位和病理，临床常用的方法有：

点压穴位测定诊断：利用指腹或工具（如探针、毫针针柄等）点压穴位，找出敏感点，推知穴位所在经络的病变方法。对无经络现象出现的病变，多用此法诊断。

经络穴位测定仪测定：利用经络穴位测定仪测定经络穴位电阻变化，借以了解脏腑经络的生理、病理变化。并且针对不同的测定目的，已制造了多种经络穴位测定仪。而各种测定仪的构造性能、操作方法、诊断依据、注意事项等，各种仪器分别附有使用说明，可供参考。

（3）知热感度测定诊断

知热感度测定是以中国传统医学中的经络学说为理论指导，通过穴位对比较恒定的温热敏感程度，测知经络脏腑虚实。

测定部位：主要测定手足十二井穴及奇经八脉交会穴。

测定方法：①测定前首先向患者说明采用此种方法的注意点，以便相互配合。②准备诊断用具：如火柴、卫生香、剪刀、塑料板或硬纸片一小块（隔热用）等。目前国外已设计出电热仪器，进行测定。③让患者采取舒适体位。

测定顺序：一般先手后足、先左后右、先正经后奇经。由肺经左右井穴开始，依次测大肠、心包、三焦、心、小肠、脾、胃、肝、胆、肾、膀胱、奇经八脉的交会穴。在测定八脉交会穴时，要用隔热板，以防热感分散。

对于中风偏瘫、末梢神经疾患，温热感觉异常者，需采用其他方法测定。

诊断方法：①测定各经所得数值近似或相等，表示被测者正常。②测定所得数值左侧与右侧差额在1倍或数倍以上者，说明机体有病变发生。一般在各经测定数值中，找出平均数值，小于平均数值的1倍为实，大于平均数值1.5倍为虚。同一经左右记录数值差1倍或数倍，即本经有病。同一经测定一侧无热感而对侧异常敏感者，说明本经有病。同一经测定双侧均无热感，仍为本经有病（或为肢体末梢神经血管病变）。③测定中经常出现数条经络有明显的差异，此时应结合临床症状选择其中1～2条经络，经治疗后，再进行测定。

（4）经络触诊

经络触诊，是通过一定手法循摸经络上特定穴位的阳性反应物作为客观指标，来诊察经络病变的一种诊断方法。

经络触诊，是在点压穴位诊断的基础上发展而成的一种诊断方法。点压穴位诊断，主要通过患者在点压时出现的自觉感作为诊断依据，但往往由于指力不均以及患者耐力程度不同，点压感觉主诉不具体而造成诊断差错，而经络触诊则可以避免上述缺点，这是因为经络触诊是诊察俞穴（指背部俞穴）、募穴、郄穴以及新发现的一些特定穴下的结节状、条索状、线状、卵圆状等阳性反应物作为依据，其客观指标较点压穴位诊断更具体，所以该诊断法是较进步的。但要掌握阳性反应物状态，必须反复实践。

附：经络循行，为什么是“肺经”起始于“寅时”？

在整个生物界，如果没有适当的能量供给，生命活动就不可能进行。人体所需能量来源于细胞内的生物氧化。饮食物经消化吸收进入血液循环，血液流经肺部，血红蛋白与“肺”吸入的自然界中的氧气相结合构成氧合血红蛋白，氧合血红蛋白则是机体能量的源头。《素问 · 经脉别论》中说：“食气入胃，浊气归心，淫精于脉，脉气流经，经气归于肺，肺朝百脉。”正是道出了人体能量来源的过程，这与现代医学的认识是一致的。由此可知，十二经循行何以从“肺经”起始。

在整个自然界，一份阳光，对应一份热；一份阴暗，对应一份寒。由于地球上有一个积寒、积热过程，决定了人类生活在一个天地阴阳相差 3 个节气的自然环境中，即天之温始于“子”，而地之温却始于“寅”。一年之中是这样，一日之中亦当是这样。《灵枢·顺气一日分为四时》中说：“春生夏长秋收冬藏，是气之常也，人亦应之。以一日分为四时，朝则为春，日中为夏，日入为秋，夜半为冬。”一日 24 小时，每 2 个小时为 1 个时辰，夜间 11 时至次日 1 时为“子”时，1 ～ 3 时为“丑时，3 ～ 5 时为“寅”时……推而往复。人乃万物之一，人体生理活动与日月星辰的运行息息相关。日月星辰的运行是有规律的，一切生物，包括人类在内，相应地也有着规律性变化。我们知道，与生命活动最为密切的不是阳光之变，而是寒、热之变，所以，从时间上说，人体经气运行同地之阳热一样，当始于“寅时”。

经络与疾病，疾病与时间，时间与经络，密切相关，体现了“天人合一、天人相应”的整体性、动变性、预测性和精准性。

五、制作“三通图”，寓意“天人合一”

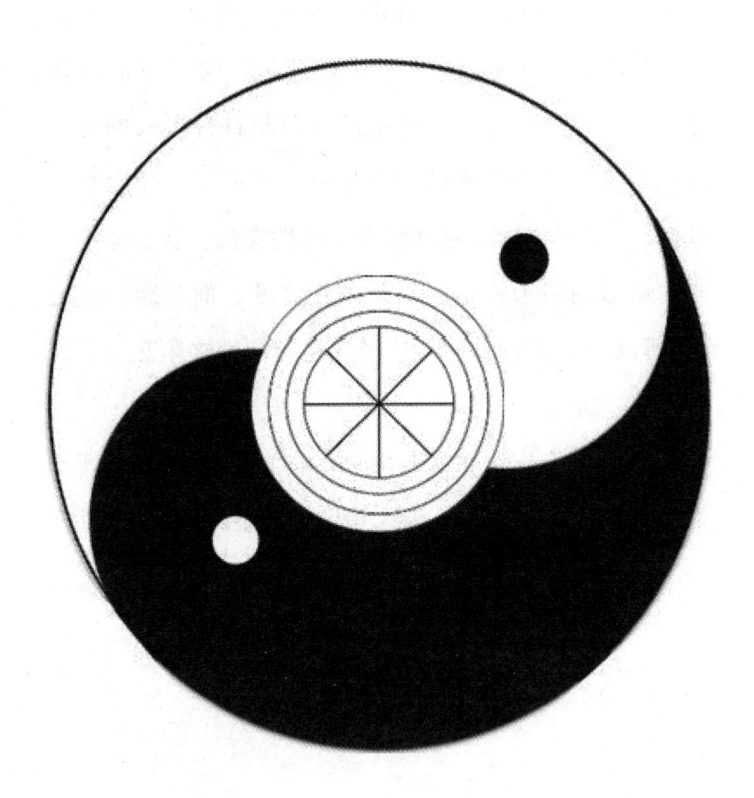

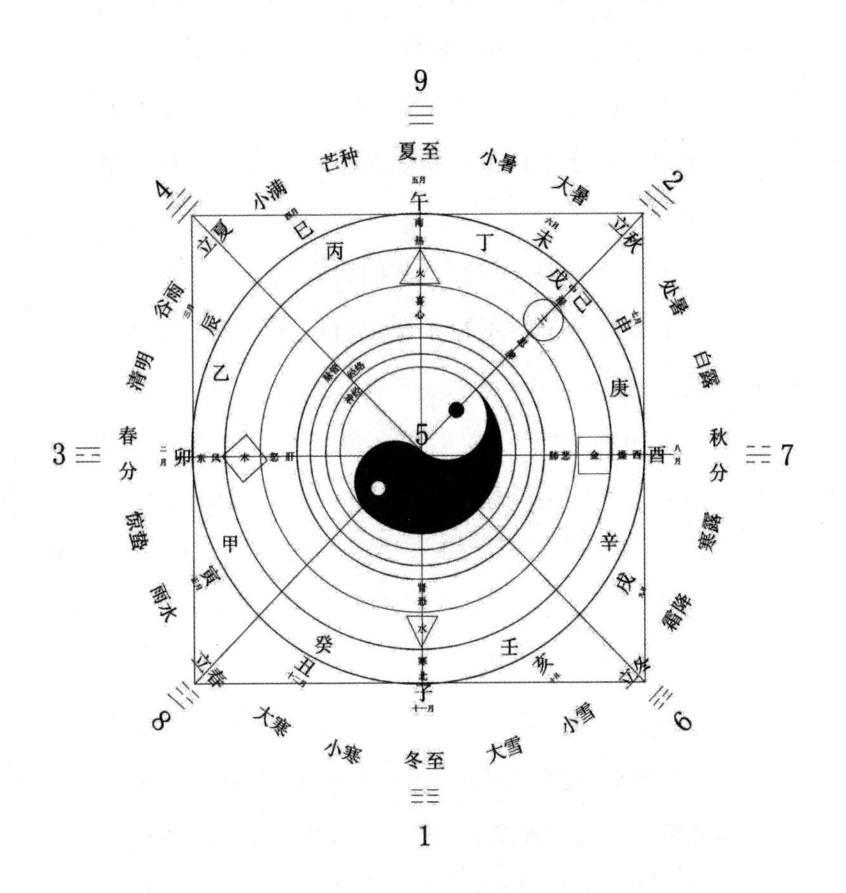

三通图

“三通图”寓意：

（1）宇宙是物质的，物质是运动着的。

（2）以四正（+）为支柱的○，示“阴暗”与“阳光”

变化。蕴有二十四节气等时空节序。夏至，阳光至极；冬至，阴暗之极；春分、秋分，阴暗、阳光平均。

（3）以四维（×）为支柱的○（阴阳鱼），示寒、热变化。立春寒至极；立秋热至极；立冬、立夏，寒热平均。

（4）四正与四维相错，其间皆有三节气之差。所以，大地最冷的节日不在冬至，而在三节气之后的立春为极。

（5）图中三环，示人体脉管、神经、经络，三位一体，人类即生活在“天人合一”的阴阳动变大环境中。

大道至简，三通图说：

阴阳太极圈，时间与空间。春夏暑秋冬，东西南北中。日为阳，夜为阴。热为阳，寒为阴。伏羲画八卦，九宫数字说。天干地支者，时空测变化。二十四节气，天地差三节。风热湿燥寒，赏罚有常变。木火土金水，功能物质见。怒喜思悲恐，肝心脾肺肾。人体布三通，幽明本共居，脉管济神经，经络调其中。脉管外体液，经络通路说。神经末梢部，经络穴位处。神经转换站，经络接力点。古典经脉学，广义狭义说，广义藏三通，狭义指经络。动变发生电，传导亦自然。同性相排斥，异性相吸引。人体生物电，传导常紊乱，内外均干扰，难得有序传。形体与精神，大脑挑重任，健康之短板，心病心疗安。三通负刑德，相生又相克，三通得调衡，安稳可长生。寿命天已定，盈亏有变更，保健法不尽，不离三通论。

《素问·阴阳应象大论》中说："阴阳者，天地之道也，万物之纲纪，变化之父母，生杀之本始，神明之府也，治病必求其本。"

《素问·四气调神大论》中说："圣人不治已病治未病，不治已乱治未乱，此之谓也。夫病已成而后药之，乱已成而后治之，譬犹渴而穿井，斗而铸锥，不亦晚乎！"

《灵枢·经脉》中说："经脉者，所以能决死生，处百病，调虚实，不可不通也。"

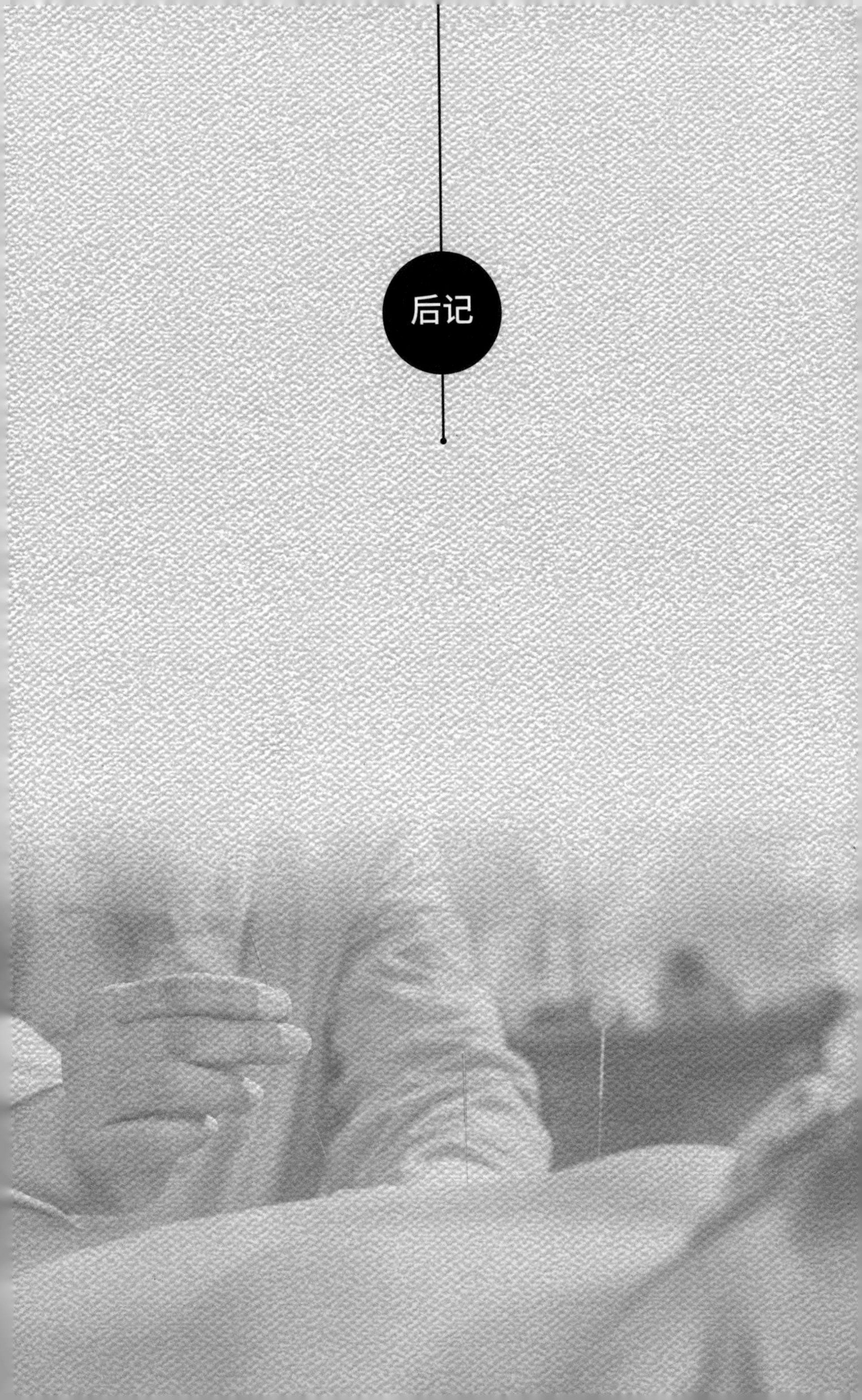

后记

一、传统的子午流注针法中，存在有商榷之处

“纳甲法”中存在有主观因素：

明 · 杨继洲《针灸大成》中载有“徐氏子午流注逐日按时定穴歌”（见：上海马啓新书局印行，都门杨氏秘藏原本，五彩缋图 增补针灸大成·卷七）。众所周知，乃以10日为一循环单位，按阳日阳时开阳经之穴、阴日阴时开阴经之穴顺次开穴。具体运用时，还必须掌握“阳进阴退”规则推算次日干支开取井穴时辰，如甲日“甲戌”时开取胆经井穴“窍阴”，则知次日（乙日）开取肝经井穴“大敦”在“乙酉”时。余皆类推，不断推复循环。令人注意的是，正如《子午流注与针灸推转盘》一书中说：“至于癸日肾经开井穴涌泉，则不按‘阴退’的原则在癸丑时开穴，而在癸亥时开井穴涌泉，这是因为流注从甲日起开穴，前后经过九天，而每日值一经，每经值日十一时，十日共一百二十时，但十日仅值一百十一时，相差十时，就是说每天不是阳交于阴，就是阴交于阳，当每交一次，即差一时，最后交到癸日，就空下十个时辰，因此，癸日肾经井

穴的开穴时间不能起于癸丑，应提前十个时辰在癸亥时开井穴涌泉，否则就影响流注周转的循环。”

《灵枢 · 脉度》中明确指出：“气之不得无行也，如水之流，如日月之行不休。”

时间是连续的，经气也是运行不息的。显然，上述“徐氏子午流注逐日按时定穴歌”中存在主观因素，不符合人体生理活动的客观规律，丢弃了时间的有序特征。

临床上，“子午流注纳甲法”易与“循经络下诱导取穴”相混淆。纳甲法强调的是在气血流注到某经脉时对该经的穴位进行针刺，因而适用于偏阳质类型的人，多用于治疗实证、热证。这也正是“循经络下诱导取穴法”适应证，医者不可不知。

“纳子法”中存在有偏离时辰：

明·杨继洲《针灸大成》中载有“十二经病井荥俞经合补泻虚实”，曰：“手太阴肺经寅时注此，补用卯时太渊，泻用寅时尺泽；手阳明大肠经卯时注此，补用辰时曲泽，泻用卯时二间；足阳明胃经辰时注此，补用巳时解溪，泻用辰时历兑。”即一经之穴，用相邻的 2 个时辰。

已知：一日之中，十二经各有一旺盛时辰，“子午流注纳子针法”，就是趁其旺盛时辰实施调气补泻，达到提高疗效的目的，而上述却是“泻”用本经旺盛时辰，而“补”用他经旺盛时辰。一经之穴用2个时辰，甚是费解。若逢实证，须在气血流注至本经前半个时辰，“迎而夺之”用泻法；如遇虚证，须在气血流注至本经后半个时辰“随而济之”用补法。足以说明：传统的子午流注“纳子法”偏离时辰，近代医家早有认识。

对于“子午流注针法”，宜在把握穴位与疾病的本质联系的基础上,考虑穴位的“气血流注”的时间特性，因时制宜地针刺才是时间针刺法的关键所在。事实上，子午流注针法的真谛就在于此，即“病与穴相合，穴与时相宜”。

二、读《伤寒论》中的针灸有感

汉代张仲景的《伤寒论》不仅是一部理、法、方、药俱备的经典，也是一部药物与针灸结合的典范。今择其原文3条，略述读后感悟。

《伤寒论》中的针灸，体现了“外因通过内因而起作用”。

《伤寒论释义》中载：“太阳病，初服桂枝汤，反烦不解者，先刺风池、风府，却与桂枝汤则愈。”

《伤寒论释义》中按语：“太阳中风证服桂枝汤，理应邪去病愈，现在不仅发热、恶风、汗出、头痛等症状依然不解，而反增心烦，这是由于表邪太盛，邪正剧烈抗争，欲达不能之故，也是药后的瞑眩现象，不可误认为药不对证的烦躁，而打乱了治疗的法则。此时可以再用针刺法，做辅助治疗，疏泄经邪，以补药力的不及，然后再予桂枝汤，调和营卫，使汗出而愈。”

感悟：桂枝汤证服桂枝汤加刺风池、风府方愈者，则是充分调动患者体内的积极因素，说明外因是通过内因而起作用的，这也正是针灸疗法广泛适用的缘由所在。值此，在临床上很多场合，“电针”是不能代替“传统针刺手法”的，因为“电针”不如“传统针刺手法”对病机把握得灵妙、精准。

《伤寒论》中的针灸，体现了上、下诱导取穴。

《伤寒论释义》中载：“少阴病，下利，脉微涩，呕而汗出，必数更衣，反少者，当温其上，灸之。”

《伤寒论释义》中按语：“本条下利而见到微涩的脉象，不但是阳气衰微，营血亦已耗竭。阳衰寒甚，所以呕而汗出，下利频数，此时用药当以温阳为主，但是温阳的药物又和阴虚不能相合，所以使用艾灸的方法，既有姜、附温阳之功，又避免了辛燥伤阴之弊。”

感悟：此“少阴病……当温其上，灸之。”未言当温何经何穴，寓意颇深。“生物电在人体内传导的假说”认为：人体内脉管通路、神经通路和经络通路，三者密切关联，临床上常触一而及其二，故在病灶上部取穴，可诱血上行达兴奋作用；在病灶下部取穴，可诱血下行达抑制作用。少阴病属虚寒，理应温灸其上。可见，上、下诱导取穴，甚为重要，临床须仔细辨证，勿犯虚虚实实之戒。

《伤寒论》中的针灸，体现了针灸疗法的优势。

《伤寒论释义》中“厥逆灸法”载：“伤寒，脉促，手足厥逆，可灸之。”

《伤寒论释义》中按语：《医宗金鉴》中曰：“今伤寒，脉促，手足厥逆，而曰可灸之者，盖以欲温则有阳脉之疑，欲清则有厥阴之碍也。夫证脉无寒热之确据，设以促之一阳脉清之，惟恐有误于脉；或以厥之一阴证温之，又恐有误于证；故设两可之灸法，斯通阳而不助热，回厥而不伤阴也。”

感悟：从上述“灸法”优势之妙在，联想到针灸在临床上的广泛应用，如：针刺人中、内关抢救“休克”，十宣刺血配合急救“高热昏厥”，刺血拔罐艾灸急救“毒蛇咬伤”等，都起到了“先行官”作用。针灸康复“面瘫、偏瘫、瘖瘫”，针刺复合麻醉用于各种手术，等等，皆显优势。实践表明，不论是中医、西医职称高低，也不论内科、外科、妇科、儿科、急诊科等，临床医生都会运用这一优势。简便验廉、无毒副作用的针灸疗法，从古至今，对保障人民身体健康发挥了重要作用。

三、药物何以治病？针灸何以治病？

回答药物何以治病，须追溯到生命的起源与进化。

《生物学》中的知识告知我们：人类不但具有一切物质“运动变化”的特性、一切生命体“新陈代谢”，而且具有一切低级动物的“感应性”和一切高级动物的“条件反射”，还具有人类自己特有的、区别于一切事物的“第二信号系统”的特性。由此说来：人和周围的一切都是同源的，都是由不同的、一定量的物质元素构成的。人体的细胞、组织、器官等所含物质元素的种类、数量若发生了改变，就会出现不同的病态。人类在同疾病作斗争中，取其不足，排出有余，以恢复本来面貌，自然就出现了“药物”。

老子《道德经》中说：“有物混成，先天地生，寂兮寥兮，独立而不改，周行而不殆，可以为天下母，吾不知其名，强字之曰：道。”又说：“道生一，一生二，二生三，三生万物。万物负阴而抱阳，冲气以为和。”老子《道德经》中指的“物”或“道”，有可能是指物质“元素”。

科学的发展和更新换代是必然趋势，医学也是这样。可以称古代医学为第一代医学，现代医学为第二代医学（以生理学、病理学为基础，以外源性药物为主要药物）；而以元素医学为核心的今后医学，就可视为第三代医学（以量子生物学和病理、规范模式理论为基础，以元素类药物为主要药物），这个划分和认识是必要的，因为需要区分出医学史上不同阶段的发展和不同的医学实质。

现有医学较之古代医学当然有重大进步，但并不是顶峰，它当然还有待发展。现有医学并未能从根本上解决一系列疑难病和多发病，诸如心脑血管病、糖尿病、乙肝、哮喘、精神病等，更不必说癌症、艾滋病等，都没有根治的办法。这些都说明了现今医学（第二代医学）在原理和方法上有很大的局限性，否则不至于如此。它必须有一个观念、方法上的重大突破，才能攻克上述痼疾。

这个突破就是也只能是元素医学。因为元素及其生化是生命的最基本构成，因为上述痼疾都深入到原子或量子生化水平，绝非分子水平的外源药物所能攻克，而必须用元素类药物才能解决（我们多年的实践证明也是如此）。迄今的微量元素研究还处在描述性和单项应用的初期阶段，还远未成为一个系统医学，亟须提高到综合研究和系统工程的新阶段，即元素医学，并以此为核心，逐渐建立第三代医学。这可能是今后医学发展的大致趋势。

人体是由许多元素组成的，以其在人体的含量不同，可分为宏量元素和微量元素。微量元素在人体内的含量是有一定范围的，随着疾病的发生、发展，微量元素也随之变化。微量元素是可以测定的，其与中医辨证之间存在可循之规律。因此，微量元素可以作为中医辨证定量化的指标之一。如，阴虚、阳虚病人血清铜含量均明显高于正常人组，而阴虚组又明显高于阳虚组。另外，阳虚病人的血清锌低于正常人，降低程度依次为正常人 > 脾阳虚型 > 肾阳虚型 > 脾肾阳虚型，其各型之间均有显著的差异。这同中医学认为脾阳虚型病情较轻，肾阳虚型病情较重，脾肾阳虚型病变已涉及脾、肾两脏，病情较为复杂及所谓“久病伤肾”的发病机理相一致。脾阴虚、脾阳虚患者的血浆铜，肾阳虚、肾阴虚患者的血清锌均有不同变化，通过上述结论，可以看出，阳虚与阴虚之间的差别，只有微量元素量的不同，从而可以把微量元素作为中医辨证标准的指标之一。在治疗方面，微量元素可作为用药指征。如：急慢性肝炎凡舌质红或紫舌，血清锌较健康人组明显降低，血清铜则明显升高。另外，瘀证的各种舌质、舌苔的患者血清锌含量均较对照组低，而血清铜升高。从而为治疗提供了补锌降铜的指征，对病情判定也是有意义的。

中药的寒、凉、温、热四属性，是经过数千年中医临床实践所总结出来的中药理论，是古人靠望、闻、问、切的方法从机体对药物所产生的反应中概括出来的。为了对药物进行定量分析，管竞环等专家采用先进仪器测定了120味植物类中药里42个无机元素的含量区间及其分布规律，寻找出了各药物元素含量与均值线的偏移度数，以此确定中药的四性是由药物中各种无机元素含量水平所决定的。同时，他们还准确地通过控制中药炮制前后无机元素含量的增减，来促使药性的改变，达到提高炮制质量的目的，并把同一属性的中药进行量化排队，以便更准确地选用药物，提高中医辨证施治的水平。

寓医于食，是传统医学的特色，是防治疾病、保障健康的根本或基础。从物质元素出发，“药食同源”的认识，随着物质文化水平的提高，“寓医于食”将成为防治疾病、服务健康的最佳途径或选择。

回答针灸何以治病，须先明了“人体三通路与生物电传导”。

“人体三通路与生物电传导”认为：脉管通路、神经通路和经络通路，三者相互联系、相互制约，协同完成生命的新陈代谢、信息传递和机能调整等作用。因此说，调衡人体三通路，保障生物电在人体内正常有序传导，是细胞最佳生活条件，强化生存斗争，提高适应能力，细胞不会恶变，外邪亦不易侵犯，即是中医学中“正气存内，邪不可干”理论的实践。

《素问遗篇·刺法论》中载：“黄帝曰：余闻五疫之至，皆相染易，无问大小，病状相似，不施救疗，如何可得不相移易者？岐伯曰：不相染者，正气存内，邪不可干，避其毒气，天牝从来，复得其往，气出于脑，即不邪干。气出于脑，即室先想心如日。欲将入于疫室，先想青气自肝而出，左行于东，化作林木。次想白气自肺而出，右行于西，化作戈甲。次想赤气自心而出，南行于上，化作焰明。次想黑气自肾而出，北行于下，化作水。次想黄气自脾而出，存于中央，化作土。五气护身之毕，以想头上如北斗之煌煌，然后可入于疫室。”

此之“想象疗法”告知我们：①人体拥有巨大能量。②脑神经是人体能量的主导者，可挖掘、调动、调衡人体能量，使之运行有序化。发挥积极作用，以提高人体免疫功能，增强抗病能力。③知识或认识，亦是正气。丰富知识，提高认识，方能有效避其毒气，达到“正气存内，邪不可干”。

据研究计算，成年人体内及体表大约携带1271克微生物细胞，其中分布在眼睛1克、鼻子10克、口腔20克、皮肤200克、肺20克、肠道1000克、阴道20克。微生物的原核细胞的总数为10^{14}个，而人类自身的动物细胞只有10^{13}个，即人类自身的细胞仅占其携带的全部细胞的10%，90%是微生物细胞。细胞是生命活动的基本单元，这些细胞不会单独或孤立活动，而是联合在一起进行着整体的，不可分割的统一运动。

健康人体携带的微生物数量远大于人体自身细胞数量，否则不能称为健康。人的健康完全依赖于人体和微生物的平衡。正常微生物菌群对于人体的健康起着重要作用，可以说是我们保持健康，增强体质，延年益寿，防御疾病的一个重要组成部分。

我们说：人体是细菌、病毒等微生物生生杀杀的场所。生物与生活条件是统一的。对人体来说，微生物可以粗分为有益微生物和有害微生物 2 大类。显然，“健康”是有益微生物生活条件；“病体”则是有害微生物生活条件。提升健康身体，就是助力有益微生物消灭有害微生物。

中医辨证，西医辨病，目的都是为了调衡人体三通路，恢复健康，只是从不同角度而已。西医从微观，中医从宏观。西医着眼于病原微生物，中医着眼于病原微生物生活条件。辨证施治，达到恢复人体正常生理功能，达到“扶正祛邪”之目的；辨病治疗，是直接杀灭病原微生物，达到“祛邪扶正”的目的。

西医是治人的病，中医是调得病的人。

气候异常变化和“疠气”合而为病；传染途径多样，正气盛衰决定是否发病；治法方药众多，强调辨证论治。需要注意的是，多数中药的抗病毒作用，往往不是特异性抑制病毒，而是通过调节机体的整体状态，起到阻止病毒侵害人体的作用。

北京中医王国玮言：“从 2003 年非典到今年的新冠肺炎，中间还有多次的流感，它告诉我们 3 点：疫情随时可以发生，历史如此；医学发展再快也不能阻止传染病的流行；疫苗需要时间，病毒也可能变异。怎么办？以不变应万变，用中医“治未病”理论把免疫能力调整到最佳状态。怎么做？生活规律、饮食平衡、运动坚持、心态平和，最主要的是坚持。让我们以最佳的健康状态迎接下一次疾病挑战的到来吧。”

疾病的痊愈，标志着生理功能正常。针灸的作用，即是通过调衡人体三通路而实现的。